Statistical Analysis

統計解析
なんかこわくない

データ整理から学会発表まで

第2版

田久浩志
国士舘大学大学院救急システム研究科教授
国士舘大学体育学部スポーツ医科学科教授

医学書院

統計解析なんかこわくない―データ整理から学会発表まで			
発　行	2004年 3 月 1 日	第 1 版第 1 刷	
	2016年12月15日	第 1 版第 9 刷	
	2019年 1 月15日	第 2 版第 1 刷Ⓒ	
著　者	田久浩志 （たきゅうひろし）		
発行者	株式会社　医学書院		
	代表取締役　金原　俊		
	〒113-8719　東京都文京区本郷 1-28-23		
	電話　03-3817-5600（社内案内）		
印刷・製本　三報社印刷			

本書の複製権・翻訳権・上映権・譲渡権・貸与権・公衆送信権（送信可能化権を含む）は株式会社医学書院が保有します．

ISBN978-4-260-03800-3

本書を無断で複製する行為（複写，スキャン，デジタルデータ化など）は，「私的使用のための複製」など著作権法上の限られた例外を除き禁じられています．大学，病院，診療所，企業などにおいて，業務上使用する目的（診療，研究活動を含む）で上記の行為を行うことは，その使用範囲が内部的であっても，私的使用には該当せず，違法です．また私的使用に該当する場合であっても，代行業者等の第三者に依頼して上記の行為を行うことは違法となります．

JCOPY　〈出版者著作権管理機構　委託出版物〉
本書の無断複製は著作権法上での例外を除き禁じられています．複製される場合は，そのつど事前に，出版者著作権管理機構（電話 03-5244-5088, FAX 03-5244-5089, info@jcopy.or.jp）の許諾を得てください．

まえがき

　2001 年，「統計なんかこわくない」が出版され，2004 年にその後，書名を「統計解析なんかこわくない」と改題し，長い間，この本は医療系学生，医療従事者の研究のお役にたってきました。2018 年 12 月現在で，202 箇所の大学図書館にこの本は収蔵されていました。

　著者としては，少しでも統計を苦手とする医療従事者を減らし，より多くの方に統計解析，そして，学会・論文発表を行っていただきたいと考え，今回，内容についてよりわかりやすく，より身近な例題とする改訂を行いました。改訂に際し，数値は以前のものを用いて，変数名を変えてよりわかりやすくしたものがいくつかあります。アンケートに答えてくださった方，実際のデータを支給してくださった多くの方々に感謝いたします。

　本書が，この先，医療現場に従事する学生諸君，実際に医療現場で解析をする方々のお役にたつことを期待しています。

2018 年 12 月

田久　浩志

目次 CONTENTS

まえがき ……………………………………………………………………………… iii

本書の使い方 ………………………………………………………………………… 1
統計学はお好き？ …………………………………………………………………… 3

第1章 データを準備する

1 データ解析の落とし穴　実験・調査で悲しい思いをしないために ……… 10
- 研究活動を始める前の注意点（ここがかなり重要） ………………………… 11
- 調査対象に関する注意点（ここも大事） ……………………………………… 11
- 調査票の作成と調査方法の注意点 …………………………………………… 11
    - 時間の余裕を考える… 12　　処理能力を考える… 12　　回答者が答える気になるか… 12
    - 質問はできるだけ少なく，文字は大きく… 12　　似たことは聞かない… 13
    - 質問票を読む人は素人であることを認識する… 13　　職業を聞くのは要注意… 13
    - 自由回答は避ける… 14　　複数回答は避ける… 14　　否定疑問は使用しない… 14
    - 順序尺度の回答… 15　　色を聞くには一工夫… 15　　遡り調査は避ける… 15
    - 必ず事前テストをする… 15　　事前にグラフのイメージを考えておく… 16
    - 統計手法を考えておく… 16
- データ整理時の注意点 ………………………………………………………… 16
    - データを正しく入力するには… 16　　事前にデータの定義を明確にしておく… 16
    - 調査用紙に番号をつける… 17　　データのファイルを集めて1つにする… 17
    - データの検証を行う… 17　　データを再分類する… 18　　データを分析する… 18

2 データを入力する ……………………………………………………………… 19
- データを入力する ……………………………………………………………… 19
- ウインドウ枠を固定する ……………………………………………………… 21
- コードを分かりやすく変換する ……………………………………………… 22

3 データの内容を検証する ……………………………………………………… 25
- 欠損値の扱い …………………………………………………………………… 25

- ○ 並べ替えでデータを検証する ……………………………………………………… 25
- ○ フィルターの機能でデータを検証する …………………………………………… 27

④ データを集計する …………………………………………………………… 30
- ○ ピボットテーブルを作る …………………………………………………………… 30
- ○ 注意点 ………………………………………………………………………………… 33
- ○ 集計元のデータを再表示する ……………………………………………………… 34

⑤ グラフを作る ………………………………………………………………… 36
- ○ ピボットテーブルからすぐにグラフを作る ……………………………………… 36
- ○ 表示するフィールドの選択 ………………………………………………………… 39
- ○ フィールドボタン名をグラフから隠す …………………………………………… 39
- ○ Excel に直接値を入力してグラフを作る ………………………………………… 40
- ○ グラフの細かな修正 ………………………………………………………………… 40
- ○ 変数の割合を比較するには ………………………………………………………… 41

⑥ データを加工する …………………………………………………………… 43
- ○ 対象とするデータ …………………………………………………………………… 43
- ○ 変数の分布を知る …………………………………………………………………… 43
- ○ わかりやすいグラフを描く ………………………………………………………… 44
- ○ 年齢を年代に変更する ……………………………………………………………… 46
- ○ 存在しない階級値を追加する ……………………………………………………… 47

第2章 統計の基礎を学ぶ

① 基本統計量を求める ………………………………………………………… 50
- ○ グラフを観察する …………………………………………………………………… 50
- ○ 平均と標準偏差をめぐる話 ………………………………………………………… 52
- ○ 個々の値から平均と標準偏差を求める …………………………………………… 53
- ○ 電卓で平均と標準偏差を求める …………………………………………………… 54
- ○ 電卓のキーの便利な使い方 ………………………………………………………… 55

- 集計表から電卓で平均と標準偏差を求める ……………………………………… 56
- 集計表からExcelで平均と標準偏差を求める ………………………………… 57
- 最小値，最大値，中央値，パーセンタイル値を求める ……………………… 58
- 累積度数，累積相対度数を求める ……………………………………………… 58
- 順位，平均順位を求める —— 20～30代の理想のBMI ………………………… 59

② 正規分布を体験する …………………………………………………… 63
- 正規分布のグラフを作る ………………………………………………………… 63
- 標準正規分布への変換 …………………………………………………………… 68

③ 違いについて考える …………………………………………………… 70
- 違いを表現する …………………………………………………………………… 70
- 変数の分布を考える ……………………………………………………………… 73
- 飛び飛びの値から連続した値へ ………………………………………………… 74
- 確率といってもグラフの面積 …………………………………………………… 75
- 統計学的仮説検定について ……………………………………………………… 78
- 身近な例 —— 改まったときのヒールの高さ …………………………………… 79
- 棒グラフで平均と標準偏差を示す ……………………………………………… 80
- 両側検定と片側検定 ……………………………………………………………… 81
- 一般的な検定の手順 ……………………………………………………………… 82

第3章 検定手法をマスターする

① 検定手法を選ぶには …………………………………………………… 86
- データの種類と性質をおさえる ………………………………………………… 86
  - 名義尺度 —— 種類の違いを表現した数字… 86　　順序尺度 —— 順序を表現した数字… 87
  - 間隔尺度 —— 温度やテストの点などの数字… 87
  - 比例尺度 —— ゼロ以上の数字で表す各種の計算のできる数字… 87
- 変数における対応の有無 ………………………………………………………… 88
- 検定手法の選び方 ………………………………………………………………… 89

2 2試料 χ^2 検定 91

- χ^2 検定とは 91
- 基本的な χ^2 検定──イッキ飲みは男らしい？ 91
- χ^2 分布の右側確率の求め方 96
- χ^2 分布の自由度について少し考える 97
- 楽に p 値を求めるには 97
- 4分表での簡便な χ^2 値の求め方 98
- χ^2 検定の使用上の注意 98
  - 大規模な標本数の場合に χ^2 検定を行っていいのか…98
  - セルの度数はどれくらい必要か…98
- Yates の補正 99
- 多試料 χ^2 検定法 100

3 1試料 χ^2 検定 107

- マーゲンゾンデの自己抜去 107
- 大安吉日と退院患者数 109
- 1試料 χ^2 検定と2試料 χ^2 検定の違い──スッピンの定義の男女差 110
- 1試料 χ^2 検定か対応のある t 検定か？
  ──友だちと恋人とのプレゼント予算の違い 111

4 McNemar 検定 115

- McNemar（マクネマー）検定とは 115
- BLSに関する講義前後での学生の意識の変化 116
- 変数に対応をつけるには 116
  - 事前に調査票に番号をふる方法…117　　学籍番号を入れてもらう方法…117
- 表を加工して対応のあるデータを作る方法 117
- ピボットテーブルからの McNemar 検定 120

5 対応のない t 検定 124

- 2群の平均値の検定とは 124
- 2つの変数を準備する 125
- 分散が等しいか否かを検討するには──F 検定 127

- 等分散とみなせる場合 ……………………………………………………… 128
- 等分散とみなせない場合 …………………………………………………… 131
- Studentのt検定をオーソドックスに行う方法 …………………………… 131
- StudentのT検定をT.TEST関数で行う方法 ……………………………… 134
    - T.TEST関数を用いてt検定を行う例… 135
- Welchの検定をオーソドックスに行う方法 ……………………………… 135
- Welchの検定をT.TEST関数で行う方法 ………………………………… 136
- 集計表からt検定を行う方法 ……………………………………………… 136
    - 集計表からt検定を行う例… 137

6 対応のあるt検定 …………………………………………………………… 141

- 対応のあるt検定とは ……………………………………………………… 141
- デートに誘ってくれる人によるヒールの高さの違い …………………… 142
- うそも方便——本当の体重，表向きの体重 ……………………………… 144
- 多重比較にご用心 …………………………………………………………… 146
    - 女心をさぐる… 146
- 異性にご馳走するなら，異性からご馳走されるなら …………………… 147
- 出かける相手によるお化粧や身だしなみの時間について ……………… 149

7 Mann-WhitneyのU検定 ……………………………………………………… 152

- 解析を始める前に順位の性質を確認しよう ……………………………… 152
- U検定とは …………………………………………………………………… 153
- 少ないデータでU検定を行う ……………………………………………… 155
    - 新人看護師のよりよい職場適応をめざして… 155
- 多くのデータでU検定を行う ……………………………………………… 158
    - 患者の満足度調査… 158
- 茶髪はどこまで許せるか——看護職員からみた茶髪の評価 …………… 162
- 正規分布とみなせないデータの解析
    ——あなたの「ちょっと待って」はどれくらい？　日本語のあいまいさの検討 … 165

8 Wilcoxonの符号付順位和検定 ……………………………………………… 168

- 少ないデータでの解析——麻酔教室の前後で意識は変わるか ………… 168
- 多くのデータでの解析——変形性頸椎症に対する手術前後の神経症状の変化 …… 172

9 正規性を検討する …… 178
- 正規分布と仮定するのを避ける場合 …… 178
- 試料の性質を考慮する場合 …… 178
- 順序尺度であるが連続尺度と見なす場合 …… 178

付録

Q&A …… 182

- Q なぜ5%とか1%で検定をするのですか？ …… 182
- Q グラフを選ぶ基準は何ですか？ …… 182
- Q データの数はどれくらい集めればよいのでしょうか？ …… 183
- Q ノンパラメトリック検定，パラメトリック検定とは何ですか？ …… 183
- Q 初心者はどのように統計を勉強するとよいですか？ …… 184
- Q 統計解析は何が何でも必要ですか？ …… 184
- Q 何と何を組み合わせて解析すればよいかがわからないのですが… …… 184
- Q 統計解析が簡単なんだということを実感したいです …… 185

データ解析べからず集 …… 186

- 名義尺度を数値として取り扱ってはならない …… 186
- 順序尺度の t 検定は場合によりけり …… 186
- 確立された方法を勝手に変えない …… 186
- 少数の調査には要注意 …… 187
- グラフで人をだまさない …… 187
- 値を書き直さない …… 188
- 勝手にデータを取捨選択しない …… 188
- グラフのスケールは正しく …… 188
- 円グラフはまだお好き？ …… 188
- 科学論文は簡潔をめざす …… 188

付表 …… 190

- 付表1：標準正規分布表（上側確率） …… 191
- 付表2：χ^2分布の自由度と上側確率のパーセント点 …… 192
- 付表3：t分布の自由度と上側確率および両側確率のパーセント点 …… 193

付表 4：小数自由度の t 分布のパーセント点（Welch の検定に使用） ……… 194
付表 5-1, 5-2：F 分布の自由度と上側確率 5% 点 ……………………………… 195
付表 5-3, 5-4：F 分布の自由度と上側確率 2.5% 点 …………………………… 197
付表 5-5, 5-6：F 分布の自由度と上側確率 1% 点 ……………………………… 199
付表 6-1, 6-2：Mann-Whitney の U 検定（標本数が 8 までの場合） ………… 201
付表 6-3：Mann-Whitney の U 検定（標本数が 9 以上の場合，両側確率 5% 点の U の値） ……………………………………………… 203
付表 7：Wilcoxon の符号付順位和検定 ……………………………………… 204

あとがき ……………………………………………………………………… 205
索引 …………………………………………………………………………… 207

本書の使い方

パソコンの操作に関して

　本書は Office 365 の Excel 2016 を例にし，読者の方が，Excel の基本的なファイル操作やデータ入力修正操作はできることを前提としてあります。それらが不得意な方は，一度，パソコンの基本を学習されてから本書を使用してください。Excel 2019 では，ピポットテーブル，ピポットグラフの操作が一部異なりますが，全体を通してほぼ同様の操作で動きます。

授業での時間配分

　学習する検定手法に重みづけをするとすれば，「2 試料 χ^2 検定」「対応のない t 検定」「対応のある t 検定」を必ず学んでください。この 3 種類でもかなり多くの研究領域をカバーできます。そのあとで，「McNemar 検定」「1 試料 χ^2 検定」を行い，「Mann-Whitney の U 検定」「Wilcoxon の符号付順位和検定」は，最後でもかまいません。

　本書を授業で使う場合，授業が 1 年間ある場合は，前期に，「第 1 章 データを準備する」の各項目を行い，残りを後期で行うのがよいでしょう。もし授業が半期のみであれば，Excel でのデータ入力，集計，グラフ作成などは，学習者はできるものという前提で，「第 2 章 統計の基礎を学ぶ」の項目から学習してください。

統計好きになるには，自分たちのデータの解析を

　まず，自分でデータを集めて解析を行ってください。これは，一種の臨床研究の予行演習のようなものです。単なる教科書の問題のみができても，実際の研究では役だちません。どのような内容でも結構ですから，自分たちの手で調査票や Web のアンケートサイトなどでデータを集めて解析をしてください。それが，統計嫌いから抜け出す秘訣です。

　本書で取り上げたデータは，私が，医師・看護師・理学療法士・救急救命士の養成校で集めた，実際のデータをもとに作成したものです。身の回りのデータを解析して，それからこの先の生活のヒントを見つけ，「統計学」を実生活に役だててください。

研究ノートは必須

　研究を効率的に進めるうえで研究ノートは欠かせません。必ず作成し，集めたデータを整理する際，いつどのような解析を行ったのか，Excelのファイル名などを記録しておきましょう。また，論文を読み，これからの論文作成で使えそうな表現や図表なども書きとめておくと便利です。

パソコンがない場合は

　Excelがなくても，電卓あるいは携帯電話の電卓機能のみで演習ができます。電卓であれば，M＋，M－などのメモリー機能とルート（$\sqrt{\ }$）を求める機能がある電卓を用意して，本書中の電卓操作，集計表からの平均，標準偏差の求め方の操作を十分に学習してください。そして巻末にあるt検定，χ^2検定など，各種の数表を用いて検定をしてください。

統計学はお好き？

　医療者にとって統計学というと，「臨床データを集めて複雑な数式で解析し，有意差を発表をするがどうもよくわからない」，それが大半の方の感想でしょう．しかし，データを集計して図表を作り解析すれば，そこから今まで誰も知らなかった大事な情報が読みとれ，説得力のあるプレゼンテーションや論文作成ができます．

異性の友人を作るには

　実際の例をお見せしましょう．皆さんは，異性の友人をもちたいと思ったことはありませんか．下記の表は私が担当した大学生201人を対象にどのようにすれば異性の友人をもてるかを解析したものです．これは，異性に声をかけるのが得意か不得意かと，異性の友人がいるかいないかの関係を聞いた実際のデータです．この表は正確な集計結果を表現していますが，これから何を読みとれるかはよくわかりません．

表　異性の友人に関するアンケートの表による表現

	A	B	C	D	E	F	G	H	I	J
1	異性への声かけ	異性の友人の有無								
2		全体			女性			男性		
3		いない	いる	計	いない	いる	計	いない	いる	計
4	不得意	103	31	134	54	10	64	49	21	70
5	得意	39	28	67	6	16	22	33	12	45
6	計	142	59	201	60	26	86	82	33	115

　今度は，上記の表をExcelの100%積み上げ棒グラフにして検討します．グラフを見ると，全体で，声かけの得意不得意で異性の友人の有無に違いがありますが，女性で声をかけるのが得意な人は，異性の友人のいる割合がかなり高くなっています．

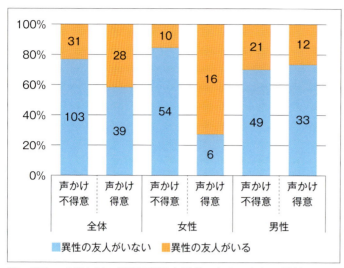

図　異性への声かけの得意不得意と異性の友人の有無の関係

　結果を定性的に文字で表現しては，定量的な評価ができません。これを本書で学習するカイ2乗（χ^2）検定で解析すると，声かけの得意不得意と異性の友人の有無では，

　　全体 $p = 0.0062$，　女性 $p < 0.0001$，　男性 $p = 0.403$

という結果，つまり，声かけの得意不得意で，異性の友人の有無に違いがあるのがわかります。したがって上記のデータから，全体，女性，男性での χ^2 検定の結果の有意差を示したあとで，

- 男女合わせて7割ぐらいは異性の友人がいない
- 男性は声かけの得意不得意によって異性の友人のいる確率にあまり違いはない
- 女性は異性に声をかけるのが得意な人は異性の友人のいる割合が70％近くなる

といった結果を記述し，今回の結果から，「女性の方は異性の友人がいないと嘆く前に，とにかく声をかけるのが一案だ」という提案を発表できます。

　統計学は，データを集めて解析し，今まで違いが曖昧だった内容を，確率で違いの有無を示す学問です。そして，だからこうなのだ，と自信をもって発表できるようにする手法です。しかし，今までは，統計学を皆さんはどのように考えていたのでしょうか。一度，先輩の実情を見てみましょう。

統計学に関するいろいろな注文

　ある病院で，なんの気なしに，「統計解析はお好き？」なる内容でアンケート調査をしてみました。そのときの皆さんは回答が以下のものです。

- まず必要性がわからない。
- それをやることでどのようなメリットがあるかわからない。
- 自分がやっている研究がどれに当てはまるか，すぐにわかるものが欲しい。
- 具体例であっても自分のデータにどのように活用したらよいかわからない。

●この検定方法でよいという確証を与えてくれるものがほしい。

　いやはや，正直言って，いろいろなことを言ってくれるわい，というのが実感です。私は，今まで「パソコンは得意です」と言う方には何人もお会いしましたが，「統計解析は得意です」と話す方にはお目にかかったことがありません。多くの皆さんは，「統計学はお好き」でないのが現状です。

　私としてはいろいろと言いたいこともありますが，「それをやることでどのようなメリットがあるかわからない」と言う方に，次のようにお話します。

　EBMやEBNのようにエビデンスの必要性が強調される流れのなかで，今まで行ってきた医療現場での活動が「正しい」という保証はどこにもありません。循環・代謝改善剤として広く使われていた薬剤が，ある日，薬価基準から削除された事実もあります。つまり，今まで効果あるといわれていた内容が，厳密な解析の結果，その効果が否定されることが頻繁に生じています。統計学とは，「正しい測定条件のもとで，効果があるか，差異があるか，傾向があるか」などを調べる方法です。そのため，「統計をやることのメリットを理解している」方は，医療業界でこれから生き延びると私は考えています。

統計嫌いはなぜ生じるか

　ところで，なぜ統計嫌いが多いかを考えてみました。私の経験から言うと，どうも下記のような問題があるようです。

◎ 教員の問題

　医療系の学校で統計を教える人として，物理や数学の先生，あるいは行政の統計解析の専門家であるケースを何度も見ました。これらの方が，「依頼がきたか，そうか，今日はまじめに基本から教えなければ」と気合を入れて教えてくださる。これはこれで，非常にありがたいことです。しかし数学嫌いの学生に，先生がまじめに基礎から数式を多用して授業をすれば，その数式はまたたくまに睡眠薬に変身します。

◎ 統計ソフトの問題

　統計解析ソフトやWEB上での検定アプリケーションは多くあります。それらは数値を入れれば何かしらの結果が出ますが，正しいデータを入れたか，正しい解析手法を選ぶかはあなたの責任です。つまりそれらを過信すると間違った解析が平気で行われます。そして，統計に自信がない方ほどそれらの結果を鵜呑みにする傾向があります。なんとなく，不完全燃焼状態で解析を続けて，発表を目前にしたある日，「あなたの解析は違いますよ」などと言われようものなら，あっという間に統計嫌いになってしまいます。

◎ 例題の問題

　統計学で取り上げる例題が，学習者からみて現実感がないケースが多くあります。

たとえば，t 検定でよく使われる BMI の平均値の比較を取り上げると，単に BMI の比較をしてそれを楽しいと思う人は，まずいないでしょう。しかし，ダイエットを考えている学生に，「あなたの狙っている体重は BMI が〇〇以下になり，健康を害するおそれがありますよ」と言えば，興味もわくはずです。統計を教える教員にとって，学習者が興味をもつ例題を今まで提示できていなかったので，統計嫌いが増えた可能性は大いにあります。

◎ 環境の問題

　医療従事者は，チームで仕事をします。普段は，不得意な場所を専門家に任せるのはよいのですが，研究の場ではそうはいきません。データの集計，解析，統計を他人に常に頼っていては，その方が不在になったときに手も足も出なくなります。それらの点に気がつかずに，統計から逃避している方が，医療現場に非常に多いと私は考えています。頼れる人が不在になる，というインシデント，アクシデントには，今から対応できるようにしましょう。

本書の特徴

　前述のいろいろな点を考慮して，少しでも統計嫌いの方を少なくするために，本書では下記の点に留意して内容の構成を検討しました。

◎ 想定する読者の方

　医療系学部学生，看護師，医師，助産師，保健師，理学療法士，作業療法士，救急救命士，社会福祉士など，保健・医療・福祉関係の方で，卒業研究，レポート作成，何か現場の仕事の改善や研究を始めてみたい，と考えている人を対象としました。つまりある程度のパソコンの操作はできるが，数学は嫌い，しかしデータの比較・検定をしなくてはならない，というごく普通の医療関係者の方です。

◎ 扱う内容の限定

　理論的な解説でオーソドックスな内容の統計の本は多数出版されていますが，現場の方が必要としているのは初心者にとって役だつものです。そこで必要とされる統計は，公衆衛生学のように大量のデータを扱う統計でも，生理学の実験計画法を駆使して行う小数例の統計でもありません。若手の医療従事者にとっては，自分の受け持ちの患者さん，家族，あるいは同僚からデータを集める，あるいは現場のデータを集めて何かしらの比較・検討をする統計が必要です。データ数は 20 ～ 30，多くて 50 件程度でしょう。

　そこで，本書では相関分析，回帰分析，推定，多変量解析など，統計の初心者があまり遭遇しない内容は解説せず，検定手法のなかの 1 試料 χ^2 検定，2 試料 χ^2 検定，Mcnemar 検定，Mann-Whitney の U 検定，Wilcoxon の符号順位和検定，対応のない t 検定，対応のある t 検定のみを解説しました。これらの統計手法だけでも，学会発表で大いに役だちます。

● 身近な例を用いる

　本書ではできるだけ身近な例で解説をしました。たとえば，検定手法にハイヒールの高さ，アンケートでよく行われる満足度分析など，身近な例題を用いました。それとともに，著者たちが相談を受けた実際の研究のデータで例題を作成しました。したがって，従来の統計学の本よりは読者の方が興味をもちやすい内容になっているはずです。

　なお，本書で用いた例は，できる限り医療現場で集めた実際のデータを用いました。しかし，長い年月にわたって本書を出版した関係で，その内容が現場の実情に合わなくなっているものもあります。そのため，本書の改訂にあたっては，数値は以前のものを改変し，変数名を変えてよりわかりやすくしたものがいくつかあります。

　データの解析や統計はポイントをおさえて学べば楽しく理解できます。数字に強くなり，統計を好きになれたなら，医療業界をしっかり生き延びることができるのです。この本で，「統計解析なんかこわくない」と考える方が1人でも増えるのを願います。

第1章

データを準備する

データ解析の落とし穴
実験・調査で悲しい思いをしないために

はじめに 筆者は，以前，研究の進め方を図1-1のように示しました。このなかで，「研究計画の検討」「実験調査の実施」「結果の収集」「分析・考察」が，研究活動で時間がかかる場所です。本項では，研究活動でのトラブルを避けるためのポイントを示します。本項の内容を理解すれば，今までより楽に研究活動ができるはずです。

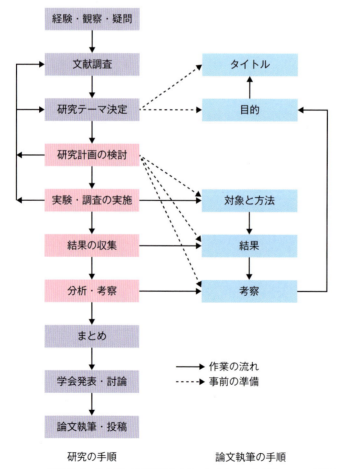

（田久浩志・岩本晋：看護研究なんかこわくない，第2版．p.11，医学書院，2004より引用）

図 1-1　研究活動の流れ

研究活動を始める前の注意点（ここがかなり重要）

　研究を行うときに気をつける点は，「**あなたのオリジナルの考えを客観的に証明し，『だからどうなんだ』と言えるか**」という点です．研究を行うときに訳もわからずに調査するのはもうやめましょう．以前，学生に統計を教え，「統計を使って小さな調査をしてください」と話すと，「学生が持っている携帯電話の会社を調べます」と答える者が毎年，数人いました．「だからどうなるの？」とこちらが聞くとその人たちは目が点になって何も答えられませんでした．単に調べればよいと考えていたために，結果で何を主張するかを考えていなかったからです．

　統計学は，「だからどうなんだ」を証明するための道具です．ですから，道具の使う目的である「だからどうなんだ」という点を常に意識して実験・調査を行ってください．「だからどうなんだ」をどのように言うべきかの予想がつかない間は，実験・調査に取りかからないのが賢明です．なお，私が病院の先生方の研究のお手伝いをするときは，「先生の研究を初めて見る私にも，十分理解できるような資料をつけてください．また，何をどうしたいかを私が理解できるように，あらかじめ検討しておいてください」とお願いしています．研究活動は，読み手・聞き手に，「なるほど！」と納得していただくための活動です．

調査対象に関する注意点（ここも大事）

　どの検定法を用いるにしろ，対象とする群が，もととなる全体，つまり母集団を代表しているかどうかが大きな問題となります．たとえば，患者さんの満足度の比較には，年齢，性別，診療科が関係しますから，片方に小児が多く，片方に高齢者が多ければ，満足度を比較しても意味がありません．調査対象に大きな偏りがないようにデータの収集をするには，無作為にデータを取り出す単純無作為抽出法があります．そのほかに，母集団が病院のように数種類の層（診療科）に分かれる場合，その層の比率に応じてデータを抜き出す層化抽出法という方法もあります．

　研究活動では少ないデータから全体を予測する推測統計学が多く使われます．研究の初心者の方が，平均値や頻度を比較するのは，この推測統計学です．おかしな研究では，比較できないものを比較している，つまりバイアスに対する配慮がかけている例を多く見ました．2つのグループの身長を比較するのに，片方が普通の集団，片方がバスケットボールの選手では比較しようがありません．調査を始める前に，「これは本当に比較できるのか？」と頭を冷やして考えれば，たいていのトラブルは避けられます．

調査票の作成と調査方法の注意点

　調査・研究は，アンケートばかりではありませんが，アンケート調査が多いのも事

実です。筆者は数多くのデータ解析をし，その段階でいろいろなアンケート用紙，つまり調査票を作成してきました。本項では，調査票の作り方と，それに関する様々な注意点を解説します。本項の内容を大まかに理解できたら，以後，一連の研究活動をかなり楽に行えます。

なお，アンケート調査は，紙の調査票を用いる場合が多いのですが，インターネットのアンケートサイトを使うと，集めたデータをExcelで読めるファイルで入手できるので便利です。しかし，本書では，アンケートサイトではなく，アンケート調査の基本である紙の調査票でデータを集める場合を例にして解説をします。**以下の一連の項目を検討して，少しでも自分の研究が出会うであろうトラブルを避ける準備をしてください。**

時間の余裕を考える

研究活動では，実際の発表までの時間的余裕を考えてください。調査をして間に合うかどうかも十分に考えてください。上司や研究の指導者から調査をしろと言われても，自分たちにとって時間的・能力的に無理と考えれば，断る勇気も必要です。勢いであれこれ言う人に対して，「申し訳ありませんが，この調査を実際に行うのは私です。今回は○○の理由でここまでにさせていただきます」と言うのは十分に許されます。

処理能力を考える

慣れない状況で調査・研究をしたとして，自分たちの力だけで解析できるか，自分たちの処理能力を考えてください。パソコンに慣れない人が，大量のデータを対象に調査・解析を行うのはかなりの危険がつきまといます。同僚に解析を依頼しようと安易に考えて，その同僚が転勤したケースは何度も見ました。研究を手伝ってくれる優秀な方が，他の職場に引き抜かれてしまったケースも見ました。まず，自分たちの力だけで処理をすることを考えてください。

回答者が答える気になるか

多忙なときに，現場の方が大量の調査依頼を受け取ったために，「業務多忙につき回答を辞退させていただきます」と，回答を断られたケースもよく見ました。回答者の手間を考えて調査票を作成しましょう。もし，あなたが，「この調査票は記入するのにかなり手間がかかる」と考えたら，内容をかなり吟味して，シンプルに作りましょう。そうしないと調査票で無回答の項目が山のように発生するおそれがあります。

質問はできるだけ少なく，文字は大きく

せっかくの調査ですので，あれもこれも聞きたい気持ちはわかりますが，あまり重要でない内容を回答してもらっても解析しきれません。私もA4用紙1枚以上の調査

票は極力避けます。回答してもらうのも大変ですし，忙しい人にきちんと記入してもらえなくなるからです。

また，文字が小さいと，最初から回答者に読んでもらえません。そうなると，回答を記入してもらえない可能性が高くなります。質問の内容は大きく読みやすく，そしてシンプルに考えてください。

似たことは聞かない

似通った質問は回答者が区別できません。たとえば，以下の2例は，「看護師の配慮はありましたか？」の一言で聞けばよいでしょう。
- 排尿排便の手助けが必要なときに気兼ねなく頼むことができた。
- 病室で排尿・排便するときに周りの環境を配慮してくれた。

似た質問をして少し高度な解析をすると，多重共線性といって回答がおかしな振る舞いをはじめます。多重共線性については統計の教科書を参考にしてください。

質問票を読む人は素人であることを認識する

自分たちはわかったつもりの用語でも，一般の人は知らないことがいくらでもあります。そのため，専門用語は極力避けるか，簡単な説明をつけます。また，質問は，相手が明確に答えられるようにできるだけ工夫します。実際の悪い例を2つ示します。
- ここにかかったことがありますか？

「いいえ（この診療科にはありません），しかし他の科ならあります」（病院全体と診療科では異なる）
- アレルギーはありますか？

「いいえ，しかしアトピーがあります」

これ以外にも，論理的に矛盾をきたす例はいくらでもあります。そのためにも，本番前に，家族・友人などを対象にした事前テストを必ず実施してください。

事前テストをしないなら，調査をしないほうがましです。事前テストなしに本番の調査をすれば，お金と時間の無駄づかいとなり，調査票の山ができるだけです。

職業を聞くのは要注意

職業に関して，事務職員，公務員，会社役員などを聞くのは自由ですが，分類しても解析できないケースがほとんどです。また，入院前アルバイト，入院中無職，現在事務職員などと書かれるとどうしようもありません。また，職業を聞くだけでトラブルとなる地方もあります。学生，社会人程度の区別はともかく，職業を聞く場合はよく検討してください。

自由回答は避ける

　テキストマイニングといって，自由に記述した内容から重要なヒントを得る方法もありますが，一般に，書かれた文字を入力しても，そのままでは利用できません。質問票をファイルに整理して，パラパラめくり，何かしらの解析ヒントをつかむのはかまいませんが，初心者の方は自由回答を避けるのが無難です。

複数回答は避ける

　1つの質問から複数の回答を選ぶ方法は，解析するデータの形式が通常の回答と異なり，複雑になります。データ処理に慣れないうちは複数回答は避けたほうが賢明です。また，単数回答のつもりが，複数回答だったというケースは何度も見たことがあります。

◎ 例
「髪の色を変えた人，変えたことのある人は，なぜ変えたいと思ったのですか？」
- 自分のイメージを変えたいから
- 人の髪を見てよいと思ったから
- 白髪が目だつから
- 気分を変えてみたかったから

　最初の想定では1つのみの回答と考えていましたが，「白髪が目だつし，気分を変えたかった」などの複数回答もありえます。

否定疑問は使用しない

　「ありませんでしたか」「こすりませんでしたか」などの否定形の疑問は，回答者が混乱するので避けます。否定疑問を使用したために問題が生じた例を下記に示します。

◎ 例：白内障のクリニカルパスの導入前後の比較
- 目を押さえたりこすったりしていませんか？

	はい	いいえ
パス導入前	10	5
パス導入後	11	4

- 点眼前に手洗いをしていますか？

	はい	いいえ
パス導入前	12	3
パス導入後	15	0

● 顔を洗っていますか？

	はい	いいえ
パス導入前	11	2
パス導入後	15	0

● 畑仕事や汗をかく仕事をしていませんか？

	はい	いいえ
パス導入前	11	4
パス導入後	13	2

否定疑問になっているところだけ，「いいえ」の数が多いのに注目してください。これは，あいまいな質問のところで回答を取り違えたと解釈するのが妥当でしょう。

順序尺度の回答

「とても満足」「やや満足」「普通」「やや不満足」「不満足」などの奇数段階で聞くと，中心の「普通」が多く出てきます。筆者は4段階で強制的にどちらかに割りふるようにしています。

色を聞くには一工夫

人によって色の認識が異なるため，色を回答してもらうのには注意が必要です。たとえば，レンガ色，赤銅色（しゃくどういろ），赤錆色（あかさびいろ），丹色（にいろ）などはわかったようでわかりません。カラープリンタを用いて，色見本をつけるのも1つの方法です。

遡り調査は避ける

遡り調査とは，現在より過去に遡って当時の印象を知る方法です。レトロスペクティブ調査などの確立されたものが，手法としてあることはあります。しかし，正確な調査をするには，根掘り葉掘り聞かなくてはなりませんし，「印象がずれている」「忘れている」「結果がよかったので今は気にしない」など，真実をゆがめる要因（測定バイアス）がいくらでも入ります。初心者の方は，遡り調査でのアンケート調査は避けたほうがよいでしょう。

必ず事前テストをする

実際の調査をする前に，あなたの研究内容について詳しくない人に，あなたの調査票を見てもらい，回答できるかを確認してください。社会人で普段，部下の書類を見ている方は，あいまいな点を指摘してくれるかもしれません。家族の方にあなたの調査内容を見てもらっても結構です。病院であれば事務系の方に，一度読んでもらうのも一案です。

事前テストはすればするだけ，本番でのトラブルが少なくなります。

事前にグラフのイメージを考えておく

データをとってから，泥縄式にグラフを考えるのは無謀です。回答者の男女比，満足度の差など，事前に予測できるものは，グラフのできあがりをイメージして，ラフなスケッチを作ってノートに貼っておくとあとあと便利です。

統計手法を考えておく

質問する内容が，3章(86ページ)で説明する，名義尺度，順序尺度，間隔・比例尺度のどれかによって統計手法が異なります。本来ならば，調査の前に解析方法は決まっているはずです。何もわからず，とにかく調査するといった態度は，「非科学的」と言われてもしょうがありません。ただし，事前調査として少量のデータをとるのは許されるでしょう。

データ整理時の注意点

実際に調査をしてデータを入力するまでに関係する，一連の注意事項を示します。

データを正しく入力するには

いくらすばらしい調査をしても，データを間違えて入力したのでは何にもなりません。データを正しく入力するには，2人1組で1人が読み上げ1人が復唱しながら入力して入れる，同じデータを2人が入れてその内容を比較する，音声入力してあとで機械が読み上げるのを確認するなど，いろいろな方法がありますが，決定打はありません。面倒ですが，入力した内容をその場で確認しながら作業をすすめるのが，効率がよいようです。

また，誰がどのように入力するかも考えておいてください。自分で入力するのなら，回答項目が少ないほうが楽です。専門の入力代行業者に頼むのか，手書きOCR（光学的文字認識）用紙から自動的にExcelのデータに落とすのか，Webのアンケートアプリからのデータを使うのか，いろいろな方法を検討しておいてください。

自分でデータを入力するのもけっこうですが，自分の時間単価も考えてください。決してただではありません。

事前にデータの定義を明確にしておく

本来はアンケート調査の前に定義することですが，調査は，いつ，誰に，どの程度の期間行ったものか，年齢はどの時点のものかなど，データの定義を文書化しておきます。また，性別は"性別"にするのか"SEX"にするのか，年齢は実年齢を入れるのか，年代を入れるのか，住所は細かく聞くのか郵便番号でよしとするのか，値段はそ

のまま入れるのか，1,000〜1,999円のように階級幅をもたせて聞くのか，などすべて決めておきます。また，どの変数にはどのような名前をつけるかも決めておきます。

これらのデータの定義をしないと，データ分析の障害になりますので必ず決めておきます。これがしっかり決まっていれば，複数の人で手分けしても正しく入力ができることになります。

調査用紙に番号をつける

まず最初に，調査用紙に番号を書くか，ナンバリングという番号を印刷する道具で番号を記入します。これは，おかしなデータや間違ったデータをあとから見直すときに，どの調査用紙に書いてあったデータかがわかるようにするものです。さらには，誰がデータを入力したかをわかるようにするためです。

また，回収した調査用紙は，背表紙をつけたパイプファイルなどに保存しておいてください。調査用紙を紙袋に入れておくとどこかに紛れ込んで消えてしまい，大騒ぎになります。きちんと保管された調査用紙とデータの定義さえあれば，後日，再度解析をすることが可能になります。

データのファイルを集めて1つにする

データを入力したファイルを集め，1つにまとめます。それと同時に，オリジナルのファイルは最後まで残しておきます。これまでの私の経験から言って，いつ，順調に進んでいた分析を根本から覆すような誤りや，操作ミスが生じるかはわかりません。誤りに気がついたときに，すぐに最初に戻ってやり直せるようにオリジナルのデータが重要なのです。非常のことを考えて，オリジナルのファイルはどこか別の場所に保存しておくとよいでしょう。

また，データファイルをまとめていく段階で，ファイルに，「データ01.xlsx」「データ02.xlsx」といったようにバージョン番号を与え，何年何月何日にどのデータからどのファイルを生成したかを研究ノートに記録してください。それとともに，解析にはどのフォルダのどのファイルを使用したかも明確に記録しておいてください。そうしないと，データの再解析をしたときに，微妙にデータファイルの内容が異なってデータ解析を最初からやり直す，などという悲劇が生じてしまいます。

データの検証を行う

データを1つのファイルにして，新しいデータファイルを作ったら，ただちに項目ごとの最小値，最大値や頻度を見て，異常な値がないかを確かめてください。このデータ検証(データクリーニングともいう)を十分に時間をかけて行うことが，集めたデータを生かすか殺すかの別れ道です。自分たちが入力した数値に間違いないと誰もが思いますが，データには間違いがあることを前提にして，データをきれいにしていく

ことが大切なのです。

　せっかく行った調査ですから，分析には集めたデータを全部使いたい気持ちが強いことはわかります。しかし，集めたデータを全部使えることは滅多にありません。たとえば，性別や年齢は書いても，肝心な部分を書かなかったり，アンケートが2枚，3枚とある場合に，書きやすい2枚目までは書いても3枚目からほとんど書いていない人がいるものです。そのように，解析に耐えないデータは，解析から除外していきます。

データを再分類する

　多くの調査票では，年齢を書き入れてもらう場合が多くあります。ところが，この年齢を10歳間隔で区分したときに，20代が3人，30代から35人，そしてだんだん増えて70代が80人くらいで，90代が3人というような調査はよくあります。

　このようなときに，調査の目的を損なわない程度に，データをまとめ直すことは必要な作業です。たとえば，20代と30代をまとめる，80代と90代をまとめる，といった操作は検討しなければなりません。

データを分析する

　ここまでに述べたデータの整理作業が済んで，初めて統計分析に入ることができます。Excelを使って分析するのもよいし，他の統計ソフトを用いてもよいでしょう。ただ，パソコンは，操作が便利な反面，いつどのような解析を行ったかの記録は残りません。ですから作業をするときには，研究ノートを広げ，いつどのデータを用い，どのような加工をし，結果はどのファイルに書き出したかを記録してください。そのときは十分にわかった気になっていても，5日もたつと何がなんだかわからなくなるからです。

おわりに　いろいろと細かな内容を書きましたが，これらのノウハウは著者らが今までに散々痛い目にあった事柄です。もし本番でおかしなデータを集めてしまったら，やり直しがききません。医療事故の防止と同じで，事前に危ない点は徹底的に洗い出しておきましょう。

2 データを入力する

はじめに 本書では，Excelで各種の解析をします。そのためには，正しくExcelにデータを入力して，変数名が1行目にあり，1行に1人のデータを記述したリストとよばれる形式にしなくてはなりません。しかし，Excelにデータを入力するのは，慣れない間はなかなか煩雑な作業です。本項ではExcelでデータ解析をする基本として，データを楽に入力する方法，コードの取り扱いの2点を解説します。本項が終わるころには，今までより楽にリストの作成ができるはずです。

データを入力する

最初に，例として用いる調査票を示します（図 2-1）。この調査票は町でアンケート調査をしている調査員にいいかげんな回答をするときの体重と，実際の体重の関係を知るために作成したものです。情報収集で大事なのは正しいデータの収集ですが，信頼関係が希薄な場合に相手が適当な回答をする場合，どの程度，値が異なるかを検討したものです。

図 2-1 の本調査票ではデータ入力を楽にできるように，出身地では「①東日本，②西日本」のように数字のコードを記載してありますが，入力時にはこの数字部分のみ

No._____
現実と理想の調査

1. 名前_____   2. 年齢_____歳
3. 血液型____型   4. 身長_____cm   5. 出身地 ①東日本 ②西日本
6. 性別 ①男 ②女   7. ①独身 ②既婚   8. 子どもの有無 ①なし ②あり
9. 町で「体重を教えて下さい」と声をかけられたら何kgと答えますか。_____kg
10. 今回は統計の例題として使いますので正確な体重をお答えください。_____kg
11. 今の身長に対して今の体重は適当な値と思いますか。
    ①重すぎる ②重い ③ちょうどよい ④少ない ⑤少なすぎる
12. では，願わくば何kgの体重になりたいですか。_____kg
13. ご自分の性格についてお答えください。
    ①どちらかというと現実に徹する ②どちらかというと理想を追い求める

図 2-1　調査票の例

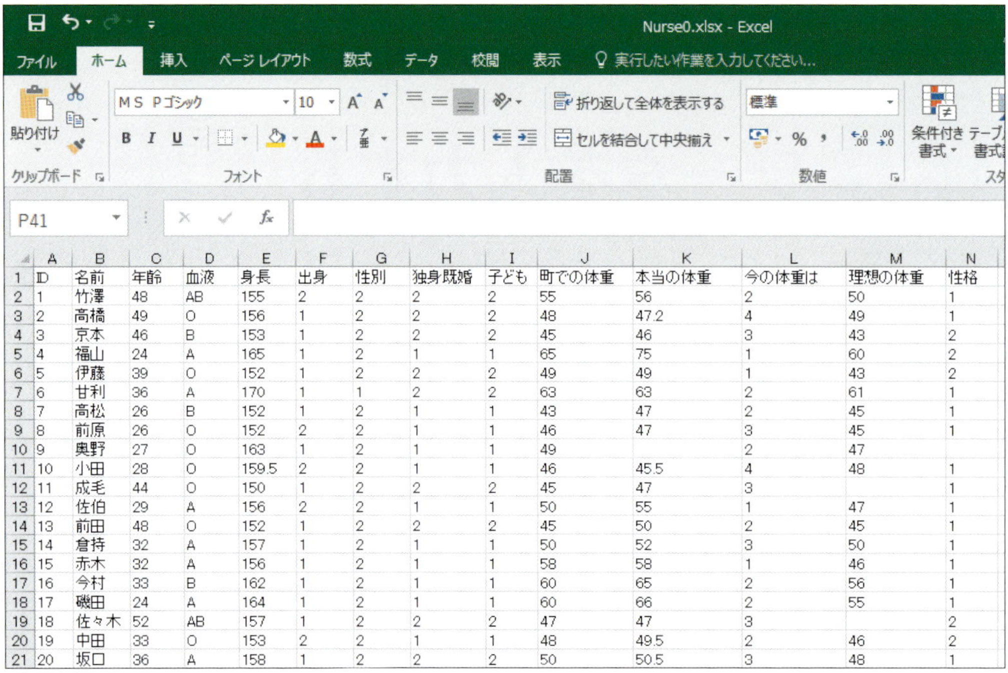

	A	B	C	D	E	F	G	H	I	J	K	L	M	N
1	ID	名前	年齢	血液	身長	出身	性別	独身既婚	子ども	町での体重	本当の体重	今の体重は	理想の体重	性格
2	1	竹澤	48	AB	155	2	2	2	2	55	56	2	50	1
3	2	高橋	49	O	156	1	2	2	2	48	47.2	4	49	1
4	3	京本	46	B	153	1	2	2	2	45	46	3	43	2
5	4	福山	24	A	165	1	2	1	1	65	75	1	60	2
6	5	伊藤	39	O	152	1	2	2	2	49	49	1	43	2
7	6	甘利	36	A	170	1	1	2	2	63	63	2	61	1
8	7	高松	26	B	152	1	2	1	1	43	47	2	45	1
9	8	前原	26	O	152	2	2	1	1	46	47	3	45	1
10	9	奥野	27	O	163	1	2	1	1	49		2	47	
11	10	小田	28	O	159.5	2	2	1	1	46	45.5	4	48	1
12	11	成毛	44	O	150	1	2	2	2	45	47	3		1
13	12	佐伯	29	A	156	2	2	1	1	50	55	1	47	1
14	13	前田	48	O	152	1	2	2	2	45	50	2	45	1
15	14	倉持	32	A	157	1	2	1	1	50	52	3	50	1
16	15	赤木	32	A	156	1	2	1	1	58	58	1	46	1
17	16	今村	33	B	162	1	2	1	1	60	65	2	56	1
18	17	磯田	24	A	164	1	2	1	1	60	66	2	55	1
19	18	佐々木	52	AB	157	1	2	2	2	47	47	3		2
20	19	中田	33	O	153	2	2	1	1	48	49.5	2	46	2
21	20	坂口	36	A	158	1	2	2	2	50	50.5	3	48	1

図 2-2　データ入力の例

を入れていきます(図 2-2)。なお，これは，ある講演のときに集めたデータで，名前は仮名にしてあります。

実際の Excel の操作の練習をする方は，図 2-2 の 20 行分のデータを Excel に入れてください。その場合，本書の説明は，200 件近いデータを例にして解説をしますので，手もとの表示と本書の表示は異なります。

Excel では，リストとよばれる最上部に変数があり，その下の 1 行に 1 つの回答が並ぶ形式が，データ解析の基本となります。実際のデータ入力は，調査票の内容を見ながら，各セルに回答のコード部分のみ入力していけばよいのですが，以下のような手順で，データを入力するのをおすすめします(図 2-3)。

1. 左端のセルをクリックしてアクティブセル(太い枠で囲まれたデータ入力できるセル)にします。
2. データを入力して Enter を押すと下のセルにアクティブセルが移動してしまいます。そこで，右向きの矢印 → か Tab キーを押しアクティブセルを右側に移動させます。
3. 一番右端のセルの入力が終了したら，下向きの矢印 ↓ を押し，1 行下のセルに移動します。
4. ctrl キーと ← キーを同時に押すと，左端にアクティブセルが移動します。

これらの操作を繰り返して，データを入力していきます。

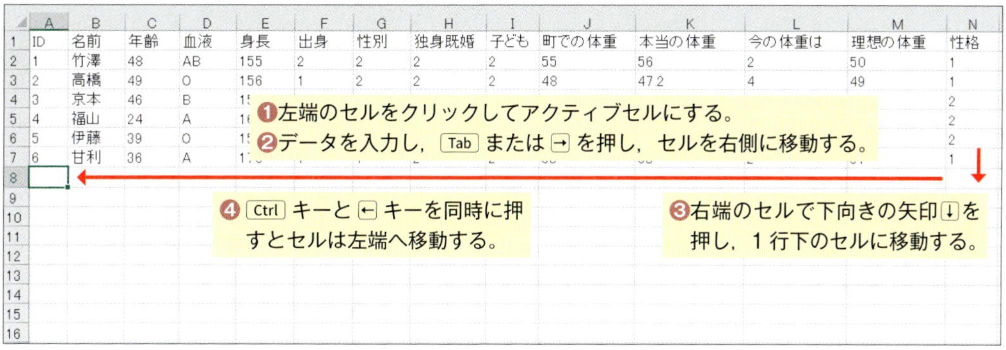

図 2-3　データの入力方法

ウインドウ枠を固定する

　　データを続けて入力していくと，やがて最上段で変数名が隠れて，変数名がわからず不便になります（図 2-4）。

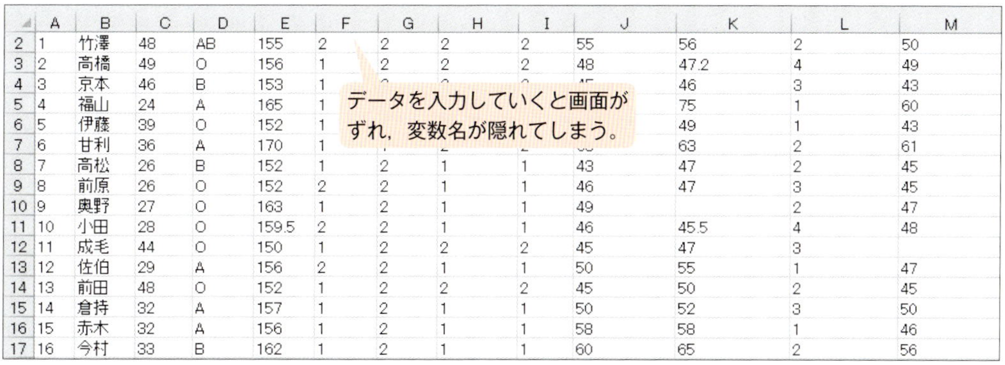

図 2-4　最上部の変数名が隠れる

　　このときは，「ウィンドウ枠の固定」という操作をします。これは，指定した位置から上の行と列を表示したまま固定する機能です。ここでは一番上の行と，一番左の列を同時に固定する方法を説明します（図 2-5）。

1. 最初にデータを入力する領域がどこかを確認します。領域の左上隅，つまり，固定する行と列の交差するセルの右斜め下をマウスでクリックしてアクティブセルにしておきます。
2. 「表示」メニューから「ウインドウ枠の固定」を選びます。

　　この枠の固定の機能を用いると，横に長いデータを入力するのも楽にできます。しかし，あまり質問項目が多いデータは解析が大変ですし，入力ミスの確率が高くなりますので，解析の初心者の方はあまり扱わないのがよいでしょう。ここでは質問項目の例として，A4 用紙 1 枚に収まるのを目安に調査票を作成しています。

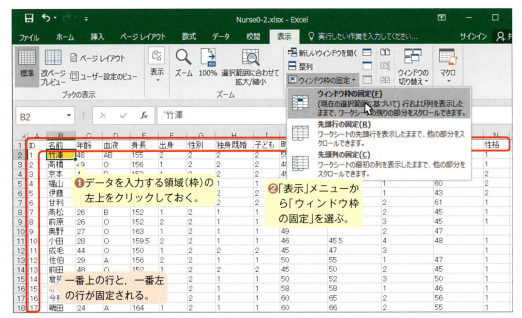

図 2-5 「ウィンドウ枠の固定」を利用

コードを分かりやすく変換する

　　多くのデータは英数字のコードで入力します。コードのまま解析してもよいのですが，内容が理解しにくくなるのでコードを対応する文字に置き換えてみましょう。コードを対応する文字に置き換える方法は，VLOOKUP関数で行う方法もありますが，ここでは単純に文字列の置換で処理を行います。

　　最初に，今あるファイルの名前を変えて，新しい名前で保存します。これは，作業の途中で誤操作をする場合を想定して，バックアップをとっておくためです。

　　試しに，「性格」のコードの「1」どちらかというと現実に徹する，「2」どちらかというと理想を追い求めるの2つを，「1」を「現実派」，「2」を「理想派」と置き換えます（図2-6）。

　　コードを置換する列名，この場合は「N」と表示されているところをクリックします。これで列全体が選ばれます。

1. 「ホーム」メニュー→「検索と選択」→「置換」と選びます。
2. 検索する文字列として"1"を，置換後の文字列として"現実派"を入力します。数字入力時は半角と全角の区別に注意してください。
3. 「すべて置換」のボタンを押します。

　　これで，N列に記入されている"1"が「現実派」に置き換わります。同様に，出身，性別，独身既婚などのコードを置き換えてみましょう（図2-7）。

　　しかし，ここで困った問題がもち上がります。後述するピボットテーブルの機能を

使って「今の体重は」に関して集計表をつくると，図 2-8 のように，「ちょうど」「重い」「重すぎ」「少ない」の順番になります。

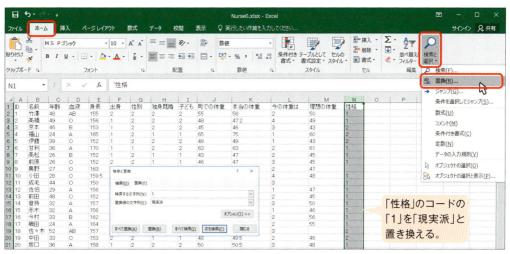

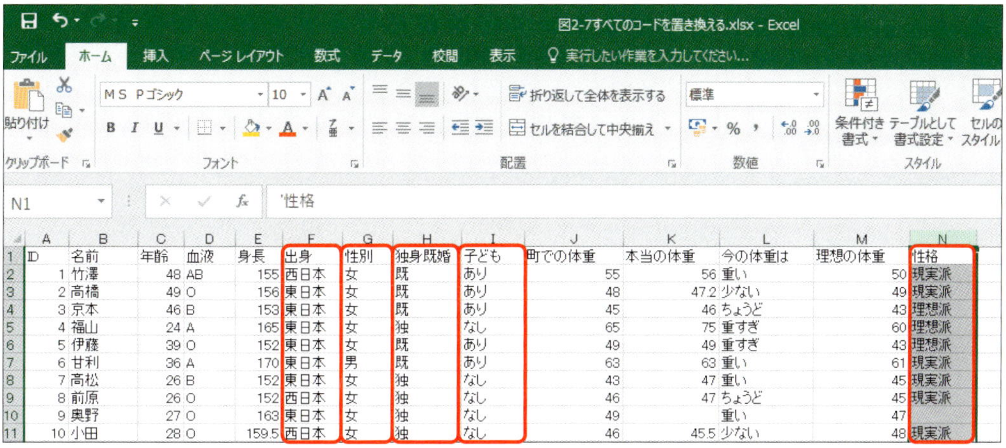

図 2-6　「性格」のコードを置き換える

ID	名前	年齢	血液	身長	出身	性別	独身既婚	子ども	町での体重	本当の体重	今の体重は	理想の体重	性格
1	竹澤	48	AB	155	西日本	女	既	あり	55	56	重い	50	現実派
2	高橋	49	O	156	東日本	女	既	あり	48	47.2	少ない	49	現実派
3	京本	46	B	153	東日本	女	既	あり	45	46	ちょうど	43	理想派
4	福山	24	A	165	東日本	女	独	なし	65	75	重すぎ	60	理想派
5	伊藤	39	O	152	東日本	女	既	あり	49	49	重すぎ	43	理想派
6	甘利	36	A	170	東日本	男	既	あり	63	63	重い	61	現実派
7	高松	26	B	152	東日本	女	独	なし	43	47	重い	45	現実派
8	前原	26	O	152	西日本	女	独	なし	46	47	ちょうど	45	現実派
9	奥野	27	O	163	東日本	女	独	なし	49		重い	47	
10	小田	28	O	159.5	西日本	女	独	なし	46	45.5	少ない	48	現実派

図 2-7　すべてのコードを置き換える

データの個数 / 今の体重は	
今の体重は	合計
ちょうど	29
重い	54
重すぎ	27
少ない	5
総計	115

図 2-8　コードを置き換えた結果，順序が崩れてしまう

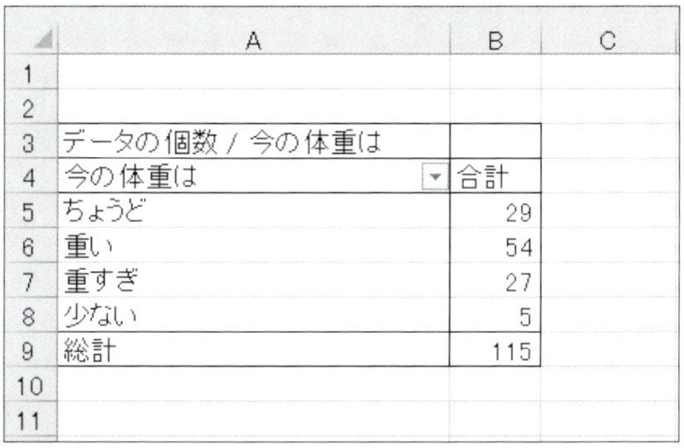

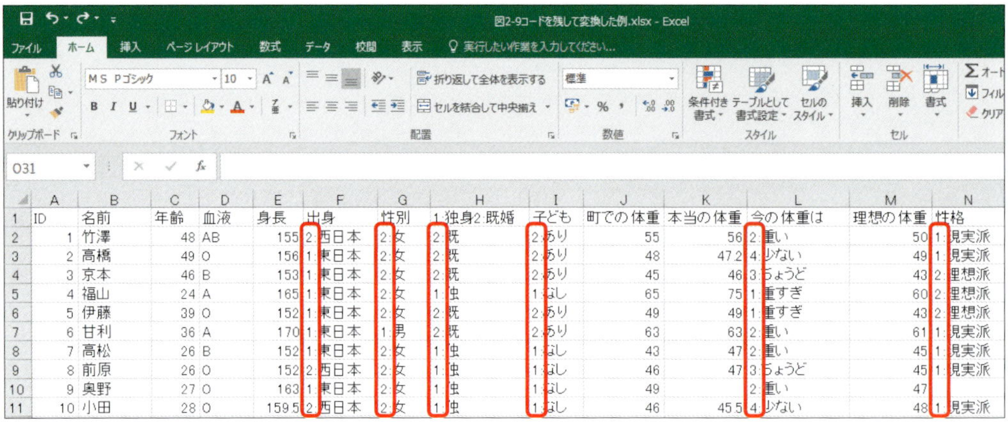

ID	名前	年齢	血液	身長	出身	性別	1:独身2:既婚	子ども	町での体重	本当の体重	今の体重は	理想の体重	性格
1	竹澤	48	AB	155	2:西日本	2:女	2:既	2:あり	55	56	2:重い	50	1:現実派
2	高橋	49	O	156	1:東日本	2:女	2:既	2:あり	48	47.2	4:少ない	49	1:現実派
3	京本	46	B	153	1:東日本	2:女	2:既	2:あり	45	46	3:ちょうど	43	2:理想派
4	福山	24	A	165	1:東日本	2:女	1:独	1:なし	65	75	1:重すぎ	60	2:理想派
5	伊藤	39	O	152	1:東日本	2:女	2:既	2:あり	49	49	1:重すぎ	43	2:理想派
6	甘利	36	A	170	1:東日本	1:男	2:既	2:あり	63	63	2:重い	61	1:現実派
7	高松	26	B	152	1:東日本	2:女	1:独	1:なし	43	47	2:重い	45	1:現実派
8	前原	26	O	152	2:西日本	2:女	1:独	1:なし	46	47	3:ちょうど	45	1:現実派
9	奥野	27	O	163	1:東日本	2:女	1:独	1:なし	49		2:重い	47	
10	小田	28	O	159.5	2:西日本	2:女	1:独	1:なし	46	45.5	4:少ない	48	1:現実派

図 2-9　コードを残して変換した例

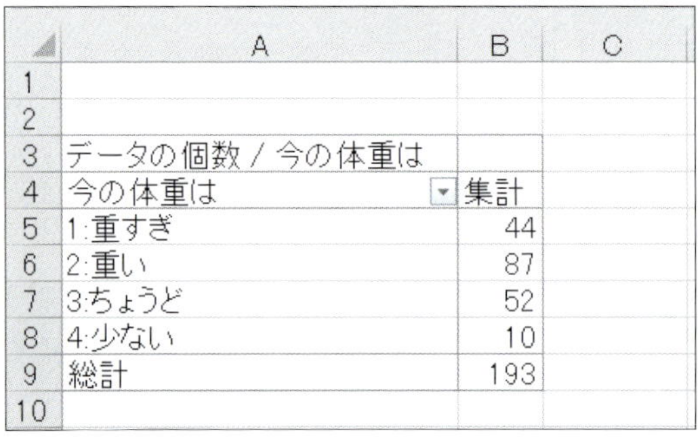

データの個数 / 今の体重は	
今の体重は	集計
1:重すぎ	44
2:重い	87
3:ちょうど	52
4:少ない	10
総計	193

図 2-10　集計結果

これは表示の順番が漢字コード(漢字についている一種の背番号)の順番で表示されるためで，これでは具合がよくありません。同様の現象は他でも生じます。コードの順番で表示したい場合は，コードを置換するときに，「1：重すぎ」「2：重い」「3：ちょうど」「4：少ない」「5：少なすぎ」，あるいは「1：男」「1：女」，いったように，文字列の頭に数字をつけて文字列を置換します。コードの順番を考慮して修正した結果を**図 2-9** に，その集計結果を**図 2-10** に示します。

おわりに　集めたデータを Excel のリストとして入力するポイントを説明しました。これらのちょっとしたコツを守れば，初めての方でも楽に Excel のリスト形式のデータが作成できます。上司，先輩など他の人からの指示で，訳もわからずデータを入力して解析するよりは，自分で納得してデータを入力して解析したほうが，統計への苦手意識は克服できます。是非，データの入力方法を今から身につけておいてください。

3 データの内容を検証する

はじめに ていねいに作成した Excel のリスト形式のデータ(以降,リストと表記)も,入力ミスでおかしな値が入っている可能性があります。入力したデータを検証するのに,入力したリストを一度プリントして目でチェックしてもよいのですが,データ数が多くなると大変な作業になります。そこで本項では効率よくデータを検証する方法を解説します。

欠損値の扱い

前項で取り上げたデータ(図 2-2)(20 ページ)をよく見ると,ところどころにデータが存在しないセルがあります。これは最初から入力がなかったもので,**欠損値**とよびます。各項目の有効回答数は,調査票の枚数からこの欠損値の数を引いた数となります。

Excel の関数によっては欠損値を除いて処理をします。しかし,Excel のなかにあり,便利に解析のできる「分析ツール」や関数によっては,欠損値の扱いが一定ではありません。そのため,セルの値で各種の処理をする場合は注意が必要です。

並べ替えでデータを検証する

おかしなデータは,リストを並べ替えると見つけやすくなります。図 3-1 の例のように最上段と一番左の列に欠損値がなく,すべてデータが入っているリストでは,データの並べ替えでおかしなデータを見つけやすくできます。

1. リストのなかのセルを 1 か所クリックして,Ctrl と A を同時に押します。以後,このような処理を Ctrl + A で表現します。この処理でリスト全体が選択されます
2. 「データ」メニューから「並べ替え」を選びます(図 3-1)。
3. 列として「血液」,並べ替えのキーとして「値」,順序として「昇順」つまり小さい順とします(図 3-2)。この逆の大きい順は「降順」といいます。

この例の場合,データに数字と文字が混在していたため,警告の表示がでました。パソコンのなかでは,数字と文字は見かけは同じでも異なる扱いをするため,このような表示がされるのです。このときは,図 3-3 のように指定します。

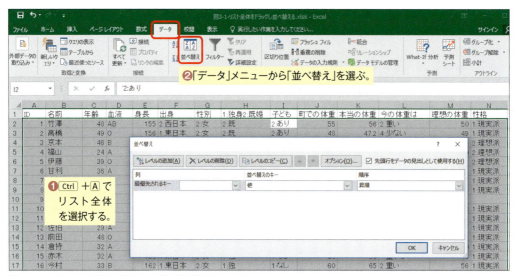

図 3-1　リスト全体をドラッグし並び替えをする

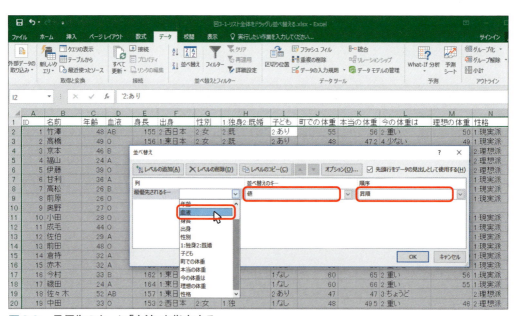

図 3-2　最優先のキーに「血液」を指定する

　並べ替えた結果，血液型に 15，27 というおかしな入力があるのがわかりました（図 3-4）。

　同様のことを「身長」についても行ってみました。そうすると身長が 175cm 以上の大柄な看護師が何人も出てきました。大柄な看護師はいなくはないだろうが，何だろうと思って性別をみると男性でした。これは間違いではないのですが，女性のみを解析するときには注意が必要と判断しました（図 3-5）。

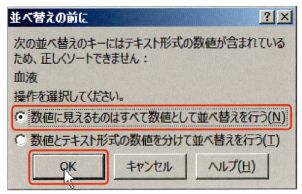

図 3-3　並び替えの方法を指定する

D2　fx　'15

	A	B	C	D	E	F
1	ID	名前	年齢	血液	身長	出身
2	64	綿田	40	15	155	2:西日本
3	174	赤石	27	27	150	1:東日本
4	4	福山	24	A	165	1:東日本
5	6	甘利	36	A	170	1:東日本
6	12	佐伯	29	A	156	2:西日本
7	14	倉持	32	A	157	1:東日本
8	15	赤木	32	A	156	1:東日本

図 3-4　おかしなデータが最初に表示される

	A	B	C	D	E	F	G	H	I
1	ID	名前	年齢	血液	身長	出身	性別	1:独身2:既婚	子ども
2	48	川田	38	B	190	1:東日本	1:男	2:既	2:あり
3	59	田中	30	AB	180	2:西日本	1:男	1:独	1:なし
4	53	松本	35	B	177	1:東日本	1:男	2:既	2:あり
5	116	守永	36	A	176	1:東日本	1:男	2:既	2:あり
6	21	真下	41	A	175.5	1:東日本	1:男	2:既	2:あり
7	107	久徳	47	O	174	2:西日本	2:女	2:既	2:あり
8	6	甘利	36	A	170	1:東日本	1:男	2:既	2:あり
9	58	菊池	30	A	169	2:西日本	2:女	2:既	2:あり
10	141	園部	27	A	168	1:東日本	2:女		1:なし
11	170	吉川	25	AB	166	2:西日本	2:女	1:独	1:なし

図 3-5　大きな看護師は男性と判明

フィルターの機能でデータを検証する

「フィルター」の機能を使うと，**「並べ替え」の機能**よりさらに簡単におかしなデータが見つけられます(図 3-6)。

1. 最初に，「並べ替え」の操作をしたのと同じように，調査対象となる領域を Ctrl + A で指定します。

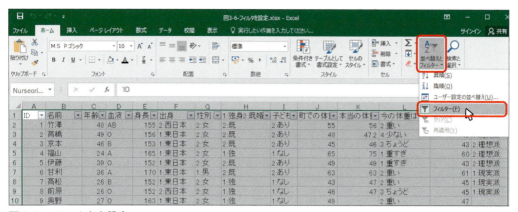

図 3-6　フィルタを設定

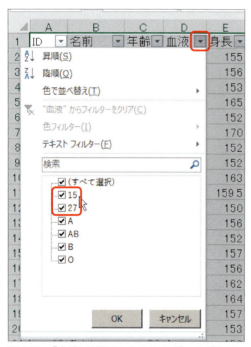

図 3-7　「血液」を見るとおかしなデータがある

2.「ホーム」メニューから「並べ替えとフィルター」→「フィルター」と選びます（図3-6）。

3. 変数名のところに下向きの三角，▼の記号が表示されるので，検査したい変数の▼をクリックし，表示したいデータを選びます。

　試しに「血液」を見ると，15, 27 のおかしなデータがあるのがわかります（図 3-7）。ここで，15, 27 をクリックすると対応するデータのみが表示されます（図 3-8）。

　このときに，「ID」が 64 と 174 であることを参考に，もとの調査票を調べれば，おかしな「血液型」のデータを正しく修正できます。

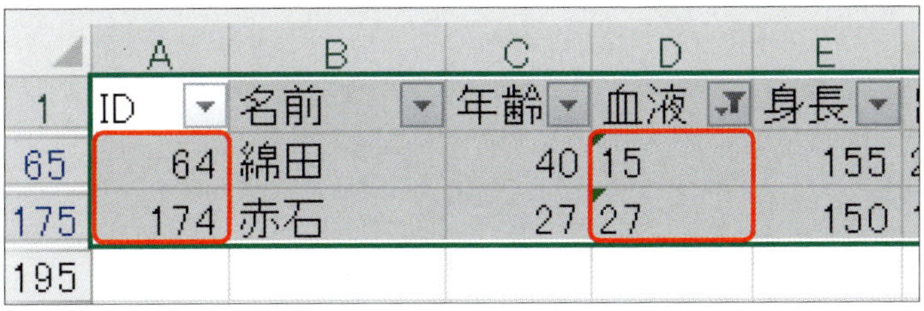

	A	B	C	D	E
1	ID	名前	年齢	血液	身長
65	64	綿田	40	15	155
175	174	赤石	27	27	150
195					

図 3-8　個別のデータを表示

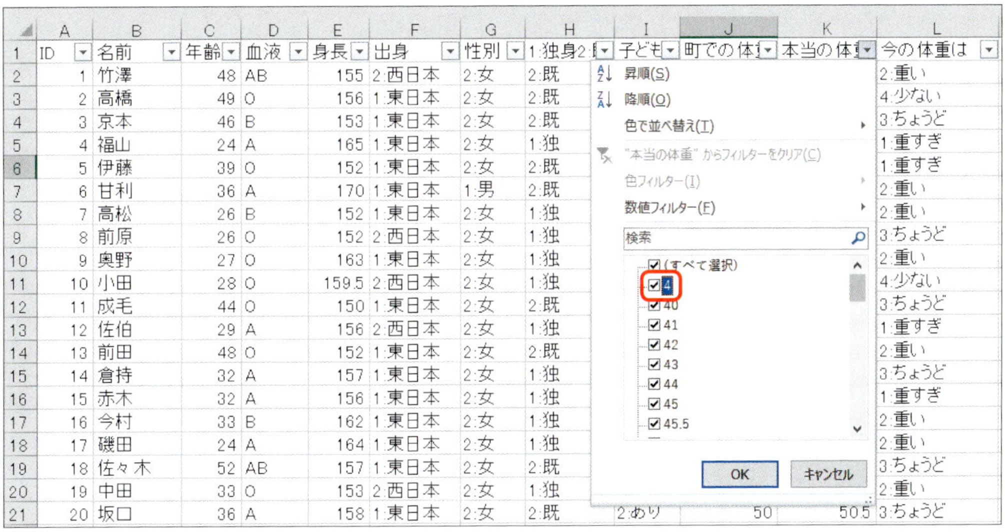

	A	B	C	D	E	F	G	H	I	J	K	L
1	ID	名前	年齢	血液	身長	出身	性別	1:独身2:既	子ども	町での体重	本当の体重	今の体重は
2	1	竹澤	48	AB	155	2:西日本	2:女	2:既				2:重い
3	2	高橋	49	O	156	1:東日本	2:女	2:既				4:少ない
4	3	京本	46	B	153	1:東日本	2:女	2:既				3:ちょうど
5	4	福山	24	A	165	1:東日本	2:女	1:独				1:重すぎ
6	5	伊藤	39	O	152	1:東日本	2:女	2:既				1:重すぎ
7	6	甘利	36	A	170	1:東日本	1:男	2:既				2:重い
8	7	高松	26	B	152	1:東日本	2:女	1:独				2:重い
9	8	前原	26	O	152	2:西日本	2:女	1:独				3:ちょうど
10	9	奥野	27	O	163	1:東日本	2:女	1:独				2:重い
11	10	小田	28	O	159.5	2:西日本	2:女	1:独				4:少ない
12	11	成毛	44	O	150	1:東日本	2:女	2:既				3:ちょうど
13	12	佐伯	29	A	156	2:西日本	2:女	1:独				1:重すぎ
14	13	前田	48	O	152	1:東日本	2:女	2:既				2:重い
15	14	倉持	32	A	157	1:東日本	2:女	1:独				3:ちょうど
16	15	赤木	32	A	156	1:東日本	2:女	1:独				1:重すぎ
17	16	今村	33	B	162	1:東日本	2:女	1:独				2:重い
18	17	磯田	24	A	164	1:東日本	2:女	1:独				2:重い
19	18	佐々木	52	AB	157	1:東日本	2:女	2:既				3:ちょうど
20	19	中田	33	O	153	2:西日本	2:女	1:独				2:重い
21	20	坂口	36	A	158	1:東日本	2:女	2:既	2:あり	50	50.5	3:ちょうど

図 3-9　「体重」でも入力ミスがある

体重を同様に見ると，4 という値がありました(図 3-9)。これは明らかな入力ミスです。これも ID の値を参考に，もとの調査票を調べれば，データの訂正ができます。

なお，フィルターを解除するには，「ホーム」メニューから「並べ替えとフィルター」→「フィルター」と再度選べば解除できます。

このフィルターの機能を用いて，各変数の▼のところを片端からクリックすれば，データにどのようなものがあるか，ある程度の見当がつきます。各データの分布範囲の概要を知るには，このフィルターの機能は便利に使用できます。

おわりに　本項では，入力したデータを迅速に検証する方法を説明しました。データが数百程度であれば，すべての値をチェックしてから解析をしますが，データ数が数千にもなるとすべてが正しいとは検証しきれません。ある程度おかしな値が混在しているのを承知のうえで，正しいデータのみを抽出して解析をすると考えたほうがよいでしょう。

4 データを集計する

はじめに 本項では，大量のデータから簡単に集計表を作成できる，ピボットテーブルの機能について説明します。発表用のスライドや論文を作るときには，最初に集計表を作成し，グラフ作成や統計処理を行います。本項で説明するピボットテーブルの操作ができれば，図表が非常に楽に作成できますので，このピボットテーブルは，Excelを使いはじめたら最初にマスターしてほしい機能です。

ピボットテーブルを作る

　Excelでは，クロス集計表のことを**ピボットテーブル**とよびます。研究活動で大量のデータを集計するときにこのピボットテーブルを作成できれば，研究が非常に楽にできるようになります。このピボットテーブルは，図4-1のように，表の左側（表側）と上側（表頭）に変数を配置し，対応する値の件数を表示します。この例では，変数が文字なので，データの件数しか集計されませんが，変数が数字の場合は，合計，平均，件数なども即座に求められます。

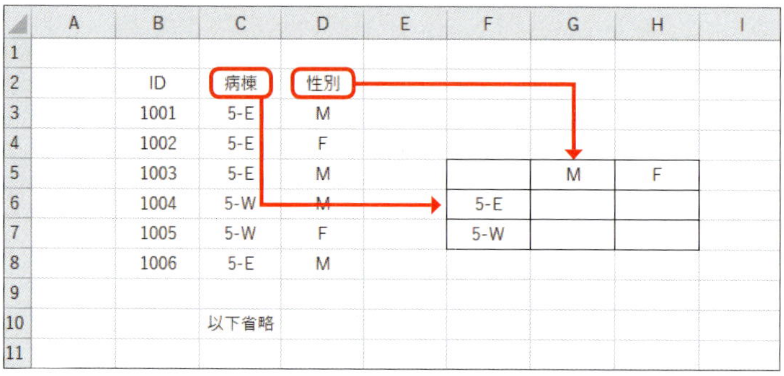

図4-1　ピボットテーブルのイメージ

　データとしては，前項で扱ったExcelのファイルのなかで，まだ，血液型，体重などの異常値を修正していない状態のデータを用います。

1. 最初に Ctrl + A でリスト全体を選択し，「挿入」メニュー→「ピボットテーブル」と選びます。値のあるテーブルの存在範囲を確認し，「OK」を押します（図4-2）。

4. データを集計する　　31

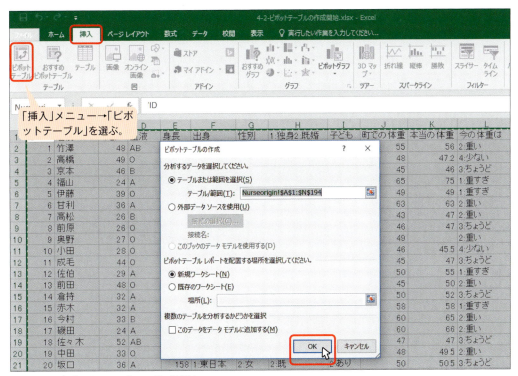

図 4-2　ピボットテーブルの作成開始

2. 画面の右側にピボットテーブル（集計表）のひな型が表示されます。指示に従って，名前，年齢などの項目（フィールド）をマウスカーソルでドラッグし，ピボットテーブルの左側（行）と上側（列）に配置します。ここでは例として，ID を「Σ値」の場所に移動します（図 4-3）。

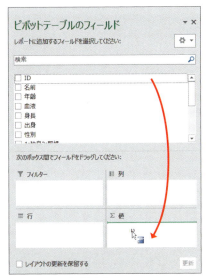

図 4-3　ID を集計する

3. IDの値の合計が表示されますが，IDの合計は意味がないので，「合計/ID」の表示をダブルクリックして，集計方法を「データの個数」に指定します。そうすると，図4-4に示されている合計の値が，件数の合計の193と変更されます。**なお，数値の個数を数えずに合計を出してしまうミスは非常に多いので注意してください。**全体の件数より大きい値が表示されたら，間違って合計を求めたと判断してください。

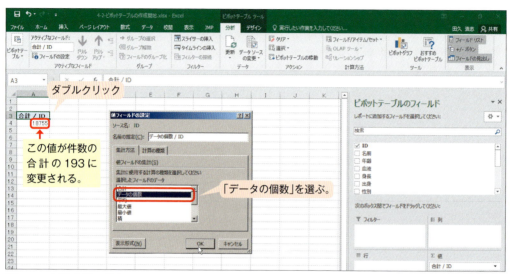

図4-4　集計方法の指定

4. ピボットテーブルのフィールドで，ひな型の左側に「血液」を，ひな型の上に「出身」の項目をドラッグすると血液型別の出身地の集計表ができます(図4-5)。

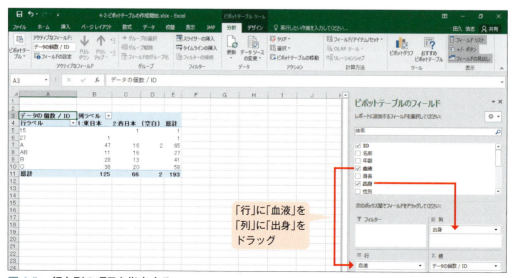

図4-5　行と列の項目を指定する

5. この段階では，血液型，出身値にまだおかしな値が入っていますので，ピボットテーブルの「行ラベル」「列ラベル」のセルの▼をクリックして，除外すべき異常値の☑を外します（図 4-6）。

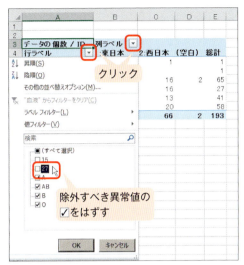

図 4-6　異常値を除外する

その結果，行ラベルに血液型，列ラベルに出身地を配置した集計表が作成されます。

注意点

ピボットテーブルは多くのデータの集計結果を表示したものです。この表をもとに，論文に掲載用の表を作成したいときや，表の値を使った統計処理をしたいときは，下記のように文字と罫線だけの表を作成するのが便利です。

1. ピボットテーブル部分を Ctrl + A で選択し，Ctrl + C でコピーします。
2. ピボットテーブルの外のセルをクリックします。
3. 「ホーム」メニューから，「貼り付け」→「形式を選択して貼り付け」→「値」と選びます（図 4-7）。
4. その後，体裁を整えれば，論文やスライドに貼るのに適した表が作成できます（図 4-8）。

画面右側に，項目の一覧である「ピボットテーブルのフィールド」が表示されないときは，**ピボットテーブルの中の任意のセルをクリックする**と図 4-5 に示したように，「ピボットテーブルのフィールド」が表示され，再度，項目を指定できるようになります。これらの処理により，単純集計表やクロス集計表が楽に作成できます。

なお，ピボットテーブルはその背後に多くのデータを保存しています。そのため，ピボットテーブルをいくつも作って保存すると，ファイル容量が極端に大きくなります。それを避けるには前述したように，表部分をコピーして他のセルに**値のみを貼り**

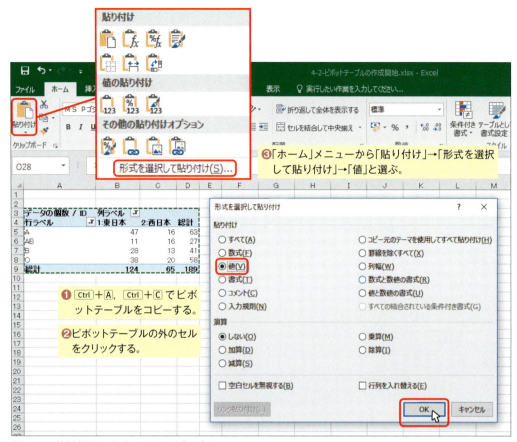

図 4-7　集計結果から値のみをコピーする

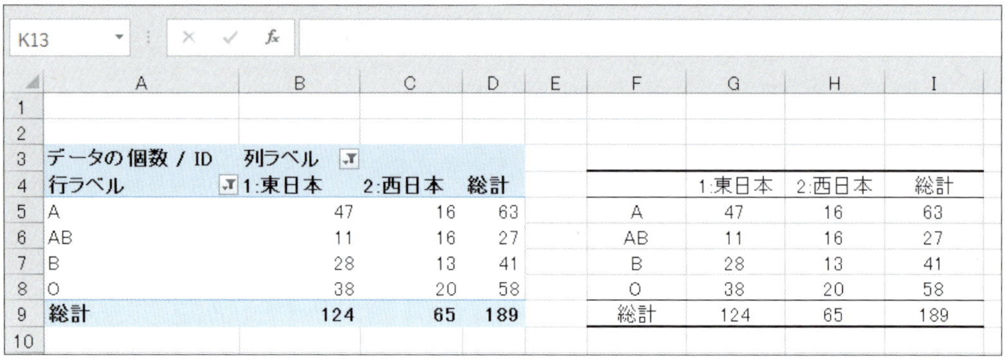

図 4-8　値のみの表の作成

付け，不用なピボットテーブルを削除して保存してください。

集計元のデータを再表示する

　　ピボットテーブルに集計されたセルをダブルクリックすると（図 4-9），もとの条件に合致したデータのみを画面に表示できます（図 4-10）。この機能を使うと，自分が

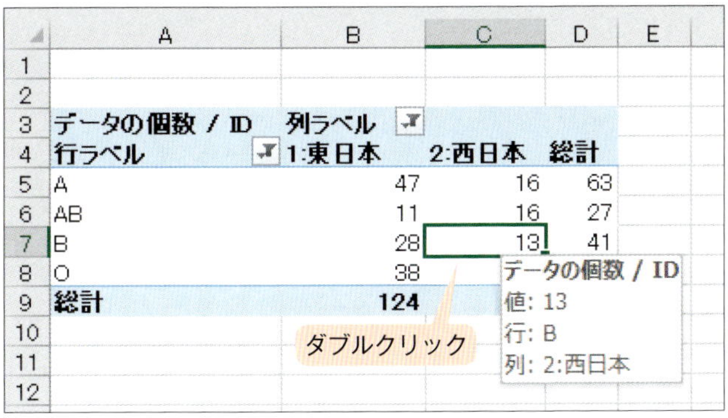

図 4-9　集計したセルをダブルクリックする

ID	名前	年齢	血液	身長	出身	性別	1:独身2:既婚	子ども	町での体重	本当の体重	今の体重は	理想の体重	性格
173	荒木	39	B	163	2:西日本	2:女	2:既	2:あり	48	52	3:ちょうど	48	2:理想派
151	石井	35	B	158	2:西日本	2:女	2:既	2:あり	52	56	2:重い	48	1:現実派
125	大前	24	B	157	2:西日本	2:女	1:独	1:なし	47	48	2:重い	45	1:現実派
112	鬼嶋	36	B	157	2:西日本	2:女	2:既	2:あり	45	46	3:ちょうど	45	1:現実派
100	舟橋	50	B	150	2:西日本	2:女		2:あり	50	50	2:重い	47	2:理想派
94	須合	28	B	154	2:西日本	2:女	2:既	2:あり	48	50	2:重い	46	1:現実派
85	岡部	25	B	155	2:西日本	2:女	1:独	1:なし	42	42	3:ちょうど	40	1:現実派
60	尾島	26	B	160	2:西日本	2:女	2:既	2:あり	70	72	1:重すぎ	54	1:現実派
46	小出	32	B	155	2:西日本	2:女	2:既	1:なし	43	43	3:ちょうど	40	1:現実派
43	友田	31	B	163	2:西日本	2:女	2:既	2:あり	48	47	3:ちょうど	46	1:現実派
41	今井	50	B	160	2:西日本	2:女	2:既	2:あり	60	60	1:重すぎ	55	1:現実派
27	藤倉	40	B	156	2:西日本	2:女	2:既	1:なし	48	50	2:重い	45	2:理想派
23	植田	35	B	160	2:西日本	2:女	2:既	1:なし	45	49.5	3:ちょうど	45	2:理想派

図 4-10　条件に合致したデータのみを表示する

注目しているデータを即座に画面に表示できて，データを多角的に検討するのが非常に楽に行えます。データの集計，再表示を素早く行えるようになると，研究活動を効率的に進められます。

おわりに　ピボットテーブルの機能は，データの解析をする時間を非常に短縮します。筆者もこの機能に助けられて，長い間，大量のデータの解析を１人で行ってきました。グラフの作成，統計学的検定などでも，常にこのピボットテーブルの機能を利用しますので，この機会にピボットテーブルの操作を必ずマスターしてください。

5 グラフを作る

はじめに 本項では，統計解析を行ううえで，必ず必要となるグラフ作成の方法を解説します。データ整理，統計解析などの目的で，ピボットテーブルを作成しても，変数の相互関係はすぐには把握できません。自分のデータの解析の大まかな見当をつけるため，あるいは直感的にデータの相互関係を理解するうえでもグラフの作成は重要です。本項では，速やかにグラフを作成するポイントを解説します。

ピボットテーブルからすぐにグラフを作る

すでに，図5-1のようなピボットテーブルが完成しているとします。ここで，「挿入」→「グラフ」→「2-D 縦棒」→「積み上げ縦棒」と選ぶと図5-2のような棒グラフがで

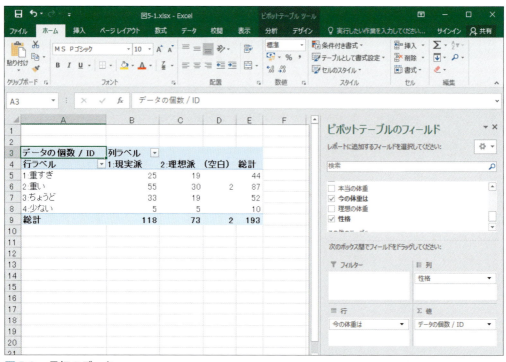

図5-1　最初のデータ

5. グラフを作る　　37

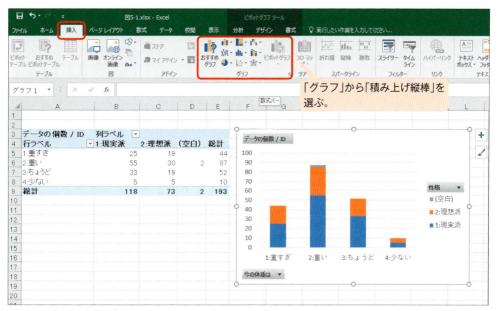

図 5-2　作成されたグラフ

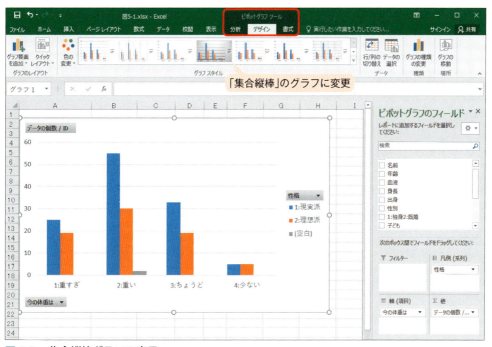

図 5-3　集合縦棒グラフの表示

きます。このグラフは，**ピボットグラフ**とよばれます。
　一度できたグラフの種類の変更は，「ピボットグラフツール」→「デザイン」→「グラフの種類の変更」と選ぶと簡単にできます。この例では，「積み上げ縦棒」のグラフから「集合縦棒」のグラフに変更しました（図 5-3）。

作成した図5-3のグラフでは，縦軸，横軸，凡例などの文字の大きさや書体（フォント）を変更できます。そのためには，一度，文字を変更したい場所をクリックして，「ホーム」メニューから，「フォント」を選び，文字のポイント数を変更します。ポイント数の数を大きくすると文字も大きくなります。

図5-3の右側にピボットグラフのフィールドが表示されているのに注意してください。ここでピボットテーブルのように，ボックス間でフィールドをドラッグして，グラフの縦軸と横軸の変数を変更できます（図5-4）。

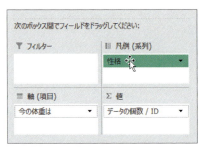

図5-4　フィールドをドラッグしてグラフを修正する

一例として，軸（項目）に「町での体重」を選び，凡例（系列）に何も指定せず，「町での体重」の分布を示すグラフを作成しました（図5-5）。この場合，X軸の値が等間隔でなく，欠損値があるのに注意してください。欠損値を考慮して正しい分布を把握す

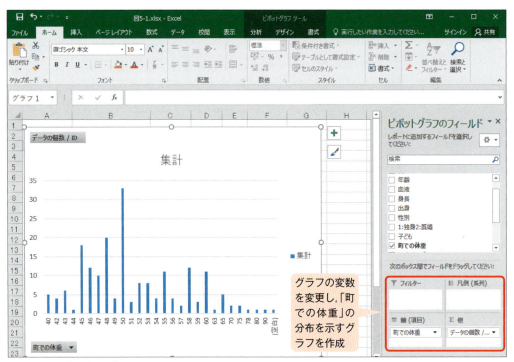

図5-5　体重分布のグラフ

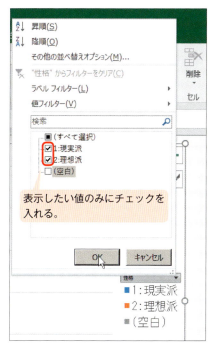

図 5-6 「空白」を表示しないようにする

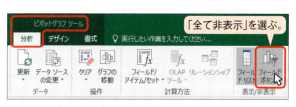

図 5-7 ピボットグラフツールのフィールドボタンの表示を選ぶ

る方法は，後述する「6 データを加工する」(43〜48 ページ)で示します。

表示するフィールドの選択

すべての変数を表示せず一部のみを示したい場合は，グラフエリアに表示されているフィールドボタンにあるプルダウンリストとよばれる▼をクリックし，表示したい値のみにチェックを入れます(図 5-6)。この手法を使えば「空白」などの欠損値を表示しないようにできます。

フィールドボタン名をグラフから隠す

今まで述べたように，ピボットグラフレポートはグラフをすばやく作成できるので，データの概要を知るにはとても便利です。しかしフィールドボタンがグラフ領域にあるため，このままでは論文投稿のグラフには使えません。

フィールドボタンを消去するには，メニューから，「ピボットグラフツール」→「分析」→「表示 / 非表示」→「フィールドボタン」と選び，「全て非表示」を選びます(図 5-7)。

同様に，フィールドリストの画面の表示の有無は，「フィールドリスト」で選択します。

Excel に直接値を入力してグラフを作る

ピボットテーブルを使わずに，Excel に直接，集計結果を入力して，グラフを作る場合は，次のようにします(図 5-8)。

1. 個々の表を入力して手作業で集計表を作る。
2. その範囲をドラッグする。
3. 「挿入」→「グラフ」と選び，好みのグラフを選択する。

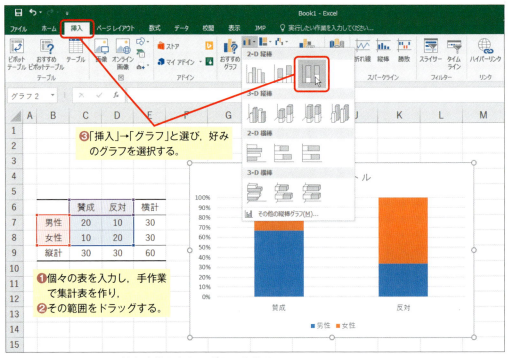

図 5-8　Excel のセルに値を直接入力してグラフを作る

グラフの細かな修正

グラフを細かく修正したい場合は，**変えたい場所を右クリックするのが大原則**です。そうすれば選んだ場所の，塗りつぶし，枠線，フォント，軸の書式などが指定できます(図 5-9)。

ここで，グラフの棒の色に注目してください。グラフをスライド表示するならこのままでよいのですが，論文にのせる場合は，カラーを使わず，斜め線などのパターンに変えます(図 5-10)。

1. 棒グラフで変更したい棒グラフの色の部分を右クリックする。
2. 「データ系列の書式設定」，画面上部の「系列のオプション」の場所で，バケツのアイコンである「塗りつぶし」を選ぶ。

5. グラフを作る　　41

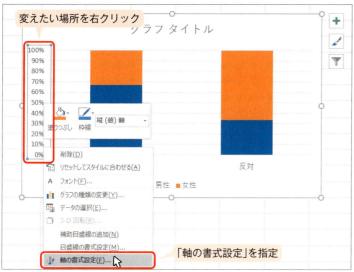

図 5-9　グラフの細かな修正

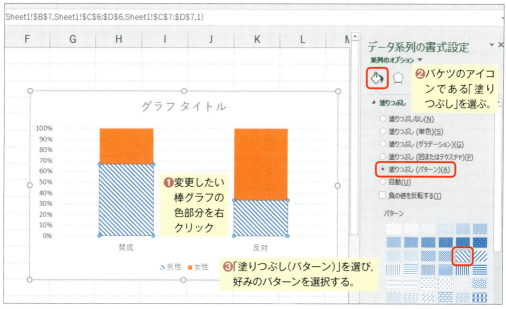

図 5-10　塗りつぶしの変更

3.「塗りつぶし（パターン）」を選び，好みのパターンを選択する。

変数の割合を比較するには

　　単に変数の数を比較するのなら縦棒集合棒グラフもよいのですが，100％積み上げ縦棒グラフを用いると，変数ごとの割合がわかり便利です。円グラフも割合の比較に使えますが，複数のグラフをきちんと並べるのが大変です。そのような意味で，100％積み上げ縦棒グラフは便利です。

調査票での患者属性(年齢,性別など個人に特有の属性)をX軸にとり,縦軸に比較したい変数を配置して100％積み上げ縦棒グラフを作成すれば,変数の傾向を探れます。的確なグラフを作成して変数の関係を把握すれば,研究の方向の大筋は決まります。

おわりに ピボットグラフの機能は非常に便利で,データ集計やグラフ作成時に威力を発揮します。研究を行うときには,グラフを作成し変数の相互関係を示すと,説得力のあるプレゼンテーションや誰もが楽に理解できる論文の作成ができます。**データの解析の前には必ずグラフで得られたデータの概要を把握し,「だからこうなのだ」と言える内容を検討する**。これが研究を楽にすすめるための秘訣です。

6 データを加工する

はじめに 本項では，データを加工して解析しやすくする方法を解説します．苦労して集めたデータのなかにはおかしな値があり，すぐに解析をすると間違った結果を出してしまいます．そのため，データを解析するには，一度グラフを作成し，その変数の分布を見る必要があります．本項では簡単に変数の分布を把握する方法と，外れ値を考慮したグラフを作成する方法を解説します．

対象とするデータ

ここでは，医療従事者なら誰もが習う，心肺蘇生手技のなかの胸骨圧迫を例に取り上げます．「JRC蘇生ガイドライン2015」では，一次救命処置（BLS）については「胸骨圧迫の部位は胸骨の下半分とし，深さは胸が約5cm沈むように圧迫するが，6cmを超えないようにする」とされています（日本蘇生協議会監修：JRC蘇生ガイドライン2015. p.19. 医学書院，2016）．

図6-1に示すのは上記の深さの基準を念頭において，ある病院の看護師の方たち46人に，「紙に5cmと考える上向きの矢印をかいてください」と依頼して，その矢印の長さを測定してもらった例です．これは，経験年数によって長さ（深さ）の感覚の正確さが変化するかを調べようと考えたものです．

変数の分布を知る

上記の変数分布を知るには，一度，縦方向にデータを一列に並び替えて46行のデータとして解析を行います．

1. 「挿入」メニューから，「グラフ」→「ピボットグラフ」と選び，再度「ピボットグラフ」と選びます．
2. そして，画面右下ピボットテーブルのフィールドのなかの「行」の場所と「Σ値」の場所に「50mmの位置」を配置し，「Σ値」の集計方法を「合計」ではなくて「データの個数」に設定します．
3. できあがった棒グラフよく見るとX軸の左側，つまり値が小さい部分で24, 30, 35, 38, 39, 41と値が不連続になり，X軸の右側でも同様に，53, 55, 58, 62

	A	B	C	D	E	F	G
1							
2	No	年齢	50mmの位置		No	年齢	50mmの位置
3	1	41	46		24	41	62
4	2	38	52		25	51	53
5	3	57	30		26	50	44
6	4	36	39		27	47	42
7	5	50	50		28	37	46
8	6	38	38		29	38	41
9	7	48	48		30	37	45
10	8	49	58		31	29	49
11	9	47	52		32	37	49
12	10	48	53		33	31	47
13	11	44	48		34	26	51
14	12	25	50		35	24	44
15	13	48	41		36	39	45
16	14	47	51		37	40	43
17	15	51	49		38	39	48
18	16	42	38		39	29	43
19	17	39	43		40	26	41
20	18	24	24		41	30	49
21	19	50	44		42	41	50
22	20	50	49		43	33	39
23	21	38	55		44	32	43
24	22	43	52		45	39	46
25	23	53	48		46	49	35

図 6-1　最初のデータ

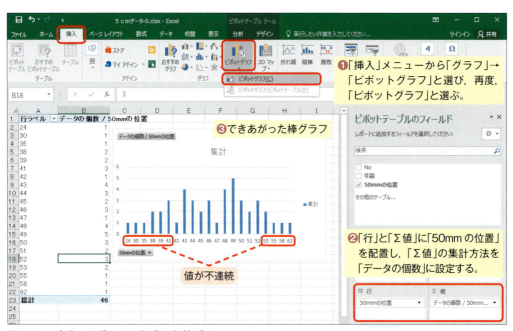

図 6-2　ピボットグラフで作成した棒グラフ

と不連続になっているのがわかります（図 6-2）。

わかりやすいグラフを描く

　データの分布を正しく，かつわかりやすく示すため，ここでは測定した値を一定の幅で区切った階級値で整理し直します。そのため，X 軸の値である「50mm の位置」を

5mm間隔に再整理します。そのため、C列の隣に数式"=INT(C4/5)*5"を設定して、他の列にもコピーします（図6-3）。このINT関数は、得られた結果の小数以下を取り除き、整数にする関数です。この式はもとの値を5で割って整数化し、その後、再度5倍していますので、たとえば45以上50未満の数は45になります。

	A	B	C	D
1				
2				
3	No	年齢	50mmの位置	5mm間隔
4	1	41	46	=INT(C4/5)*5
5	2	38	52	50
6	3	57	30	30
7	4	36	39	35
8	5	50	50	50
9	6	38	38	35
10	7	48	48	45

図6-3　階級値を5mm間隔にする

なお、数式を記入するときは、**最初の＝（イコール）やかっこなどの記号は、全角でなく半角で入力し、変数の間は半角のカンマ(,)で区切ることに注意してください。ちなみに、乗算は＊、除算は / の記号を用います。**

新規に作成した変数「5mm間隔」の値で、再度棒グラフを作成します（図6-4）。これで、X軸は5mm間隔の階級値で整理されたほぼ正規分布のグラフが作成されました。しかし、Xの値に25mmがないので、棒グラフが不連続になっているのに注意してください。このグラフを見ると、胸骨圧迫に必要な50mmでなくそれより浅い45mmの深さにピークがきているのがわかります。

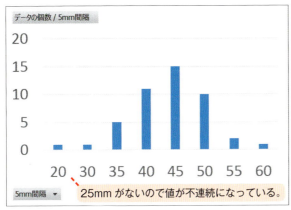

図6-4　新規に棒グラフを作成

年齢を年代に変更する

一方，年齢が数字のままでは以後のデータ整理がしにくいので，20～30代と40～50代に分けます．そのためにExcelのIF関数を使い，年齢を年代に変更します．たとえば，図6-5のB4のセルの位置において"=IF(B4<40,"20-30代","40-50代")"という式を記入し，連続する下記のセルにその式をコピーします．これは，もしも年齢の範囲が40より小さければ20～30代とし，それ以外は40～50代とすることを意味します．これで年齢が2種類の年代に変更されます．

	A	B	C	D	E
1					
2					
3	No	年齢	年代	50mmの位置	5mm間隔
4	1	41	=IF(B4<40,"20-30代","40-50代")	46	45
5	2	38	20-30代	52	50
6	3	57	40-50代	30	30
7	4	36	20-30代	39	35
8	5	50	40-50代	50	50
9	6	38	20-30代	38	35

図6-5　IF関数で年齢を年代に変換する

得られたデータを効率よく加工するには，IF関数など各種の関数を使う必要があり，それらの関数については本書でもいくつか解説してあります．より詳しくは，「医療者のためのExcel入門」(田久浩志著：医学書院，2013年刊)などを参考にしてください．しかし本書で示すように，フィルター機能(27ページ)や，IF関数がわかるだけでも，かなり効率的なデータの加工ができます．

ここまでに作成した"5mm間隔"と"年代"の値でグラフを作成します．グラフの種類は，2-D縦棒のなかの「集合縦棒グラフ」を用いました(図6-6)．これを見ると40～50代のほうが胸骨圧迫の深さに必要な50mmで頻度が最大になるのがわかります．

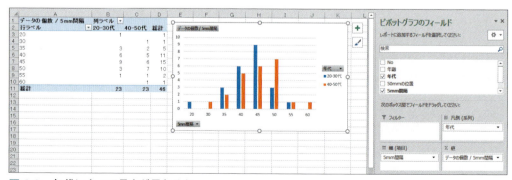

図6-6　年代によって長さが異なるか

存在しない階級値を追加する

できあがったグラフでは，X 軸に 25mm の値がないので，この点を修正します。そのため，一度ピボットテーブルの値をコピーして，他のセルに値のみを貼り，必要な階級値を追加します。

◎ 値のみを張り付けたテーブルを作成（図 6-7）

最初にピボットテーブルの内部をクリックし，Ctrl + A でピボットテーブルの領域を選択し，その後，Ctrl + C でその領域の値を PC のメモリー上にコピーします。

次に右側のあいたセルに値のみを貼り付けます。手順としては以下のようにします。

1. ピボットテーブルの内部をクリックする。
2. Ctrl + A でピボットテーブル内を選択する。
3. Ctrl + C でテーブルをコピーする。
4. 任意のセルをクリックする。
5. 「ホーム」→「貼り付け」→「値の貼り付け」→「値」，と選ぶ。

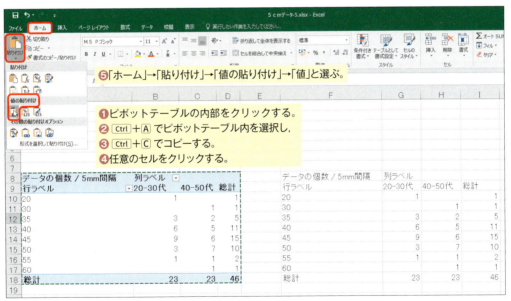

図 6-7　値のみの貼り付け

◎ 存在しない階級値の追加

値のみを貼り付けたテーブルに，25mm の値を追加します。手順は以下の通りです。

1. 30mm から総計にかけての図 6-8 のような長方形のセル範囲をドラッグする。
2. そのまま左クリックしながらカーソル上に ✥ が出ている状態で，30mm から総計のデータの領域を下に移動する（図 6-8）。

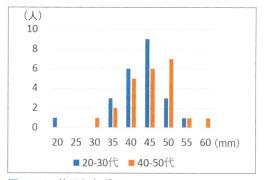

データの個数 / 5mm間隔	列ラベル		
行ラベル	20-30代	40-50代	総計
20	1		1
30		1	1
35	3	2	5
40	6	5	11
45	9	6	15
50	3	7	10
55	1	1	2
60		1	1
総計	23	23	46

左クリックしながら下に移動する。

図 6-8 セルの移動

	20-30代	40-50代	総計
20	1		1
25			
30		1	1
35	3	2	5
40	6	5	11
45	9	6	15
50	3	7	10
55	1	1	2
60		1	1
総計	23	23	46

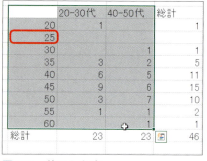

図 6-9 修正した表

図 6-10 修正したグラフ

3. 空いたセルに 25mm と記入する(**図 6-9**)。
4. 不用なセルの値を消去し，**図 6-9** のような表を作成する。
5. その表をもとに，「挿入」メニューから，「グラフ」→「2-D 縦棒」→「集合縦棒グラフ」と選ぶ。

できあがったグラフ(**図 6-10**)では X 軸が等間隔になっています。これを見ると，40～50 代の分布が，20～30 代の分布より右にずれている傾向がわかります。また，20～30 代に極端に小さな値が存在するのもわかります。このように X 軸を等間隔として，外れ値も表示したグラフであれば，データの分布を正しく把握できます。

このグラフでは 40～50 代で，胸骨圧迫に最小限必要な 50mm の長さの上向き矢印をかいた人が多いのがわかります。データに真実，現実を語らせるのがグラフの役目の 1 つです。

おわりに 集計表からグラフは簡単にかけますが，そこに異常な値や間違った値がある危険性は常にあります。データを加工して解析すると，それらの異常値を発見しやすくなります。統計手法は正しくても，異常な値を考慮していないと間違った結果を導いてしまいます。ですから，必ずグラフや表を作成するとともに，データを加工していろいろな角度から分析して，おかしなデータが混在していないかを確認してください。

第2章

統計の基礎を学ぶ

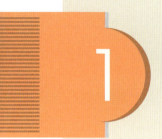

基本統計量を求める

はじめに 「そんな話聞いたことがない」「そんなこと滅多に生じない」「多くの人がこの製品を選ぶはずだ」などの根拠のない断言を耳にすることがあります。しかし，実際はどうなのでしょうか。多くの場合は，その方の主観で話をするだけで，何も根拠はありません。我々，医療関係者が根拠を提示して新しい知見を示すには，実際のデータの分布をもとにものを言わなくてはなりません。

しかし，毎回グラフを書いてデータの分布を示すのは大変なので，統計解析を行うときには，平均，標準偏差，最小値，最大値，中央値などの基本統計量を用います。基本統計量の代表である平均と，標準偏差は，

- 平均＝測定値の合計／件数
- 不偏分散＝(測定値−平均値)の2乗の総計を(件数−1)で割ったもの
- 標準偏差＝不偏分散の平方根

などの式で求めます。

平均，標準偏差などの基本統計量がわからなければ，学術的な報告はできません。しかし，コツを覚えれば，誰でも楽に基本統計量を求められます。本項では，電卓やExcelで，データや集計表から平均，標準偏差，その他の基本統計量を楽に求める方法を学びます。

グラフを観察する

データ解析の基本の基本は，「グラフを作って眺めよう」という点です。ここでは，実際のデータでグラフを描きながらデータの傾向を考えてみます。**表1-1**は，12ページでも示した，以前に私が行った講習会の会場で参加者から集めたデータです。データは女性のみに限定し，年代を20〜30代，40〜50代に分けてBMI(Body Mass Index)を求めました。ただし，集計の関係で，BMIの小数部分は四捨五入してあります。ここに示したのは，ごく普通の看護師の現実のBMIと理想のBMIです。

BMIは，体重(kg)÷身長(m)÷身長(m)で求め，18.5〜25.0未満が普通体重，それ以下が低体重，それ以上が肥満とされています。さて，自分のBMIが18.5〜25.0の間にあるといっても，数多い友人のなかで，自分のBMIがどこにあるか気になる人

表 1-1　現実の BMI と理想の BMI の分布

BMI	現実の値		BMI	理想の値	
	20-30 代	40-50 代		20-30 代	40-50 代
17	4	1	17	7	
18	9	5	18	28	7
19	23	3	19	34	11
20	20	9	20	20	21
21	16	13	21	11	12
22	6	9	22	3	10
23	9	11	23	3	7
24	8	8	24	1	
25	4	4	25		
26	1	2	26		
27	4	3	27		
28	2		28		
29	1		29		
総計	107	68	総計	107	68

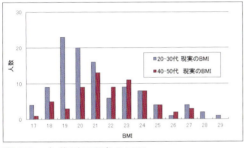

図 1-1　年代別の現実の BMI　　　　図 1-2　年代別の理想の BMI

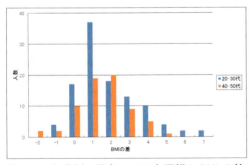

図 1-3　年代別の現実の BMI と理想の BMI の差

も多いでしょう。では，求めたデータをグラフにしてみましょう（**図 1-1, 1-2**）。

図 1-1 を見ると年代別の現実の BMI が 17〜29 まで幅広く広がっています。しかし，**図 1-2** の理想とする BMI は 17〜24 におさまり，40〜50 代の理想の BMI はほぼ 20 に集中しています。

現実の BMI と理想の BMI の差を再度グラフにしたもの（**図 1-3**）を見ると，20〜30 代ではその多くが +1 に集中していますが，40〜50 代ではそのような傾向はありませ

ん。BMIが1異なるとは，仮に身長を1.6mとすると，2.56kg減らしたいと考えているわけです。

さて，ここまでのグラフで，BMIの傾向がかなりわかってきました。しかし，データを比較するのに，毎回グラフを作るわけにはいきません。またグラフだけでは定量的な比較はしづらい欠点があります。そこで，簡単にデータを比較するために，平均値や標準偏差などの基本統計量を求めます。

平均と標準偏差をめぐる話

平均値は，一般的には，データ値の合計をデータの個数で割る算術平均を使います。ある量的変数についてn個のデータ$(x_1, x_2, \cdots, x_n)$を得た場合，その平均$\bar{x}$は，全部のデータを足し合わせて件数で割る，次の式で表現します。

$$\bar{x} = \frac{\sum_{i=1}^{n} x_i}{n}$$

Σはギリシャ文字のシグマの大文字で，すべてのデータを足し合わせる記号です。最初のx_iのiに1を入れてx_1とし，あとiを1つずつ増加して，x_2，x_3としてx_nまでを足し合わせることを意味します。

標準偏差はデータの広がりを表す指標で，中央が高くて裾が低い正規分布の場合，平均±2標準偏差の範囲に全体の95％のデータが存在します。自分の国家試験の模擬試験の成績を見るときに，試験の成績分布が正規分布に従うと仮定できれば，偏差値と標準偏差の関係より，自分の成績が全体のどこに位置するかの見当がつきます。偏差値は，標準偏差を10倍して50を足したものです。偏差値が70とは，$(70-50)/2 = 2$，つまり平均値より，2標準偏差分上の値のことで，実際には，上から2.5％以内となります。そのためにも，この機会に標準偏差を確実に学びましょう。

平均と標準偏差を求めるには，基本的には下記の手順で求めます。後述するExcel関数で平均や標準偏差は簡単に求められますが，授業などで電卓を使って作業をする場合は，下記の手順を用います。

1. 平均＝測定値の合計／件数
2. 不偏分散＝偏差の2乗和〔(測定値−平均値)の2乗の総計)〕を(件数−1)で割ったもの
3. 標準偏差＝不偏分散の平方根

なお，標準偏差を求めるには，分散をまず求めますが，(件数−1)で割る方法(不偏分散)のほかに，(件数)で割る方法(母分散)を使う方法もあります。本書では，(件数−1)で割る方法を用いています。

上記の表現を式で示すと次のようになります。なお，偏差の2乗和は「偏差平方和」ということもあります。

$$\text{偏差の2乗和} = \sum_{i=1}^{n}(x_i - \overline{x})^2$$

$$\text{不偏分散} = \frac{\sum_{i=1}^{n}(x_i - \overline{x})^2}{n-1}$$

$$\text{標準偏差} = \sqrt{\frac{\sum_{i=1}^{n}(x_i - \overline{x})^2}{n-1}}$$

これらの式で標準偏差を求める場合，偏差の2乗和を求める過程で測定値と平均値の差を求めて2乗して合計をとる操作は煩雑で，計算ミスが生じる可能性が高いです。そこで，平均と標準偏差を楽に求める方法をいくつか解説しますので，それらの手法を身につけてください。

個々の値から平均と標準偏差を求める

図1-4では一例として10件のBMIのデータを示します。Excelで生データから標準偏差を求めるには，先に数式で示した定義に従い，平均，件数，偏差，偏差の2乗を求め，不偏分散，標準偏差と求めていきます。ここで，H列に示した数式は，左隣のG列の内容を示しています。

	A	B	C	D	E	F	G	H
3	ID	BMI	偏差	偏差の2乗				
4	1	21	-0.4	0.16		件数	10	
5	2	23	1.6	2.56		総和	214	=SUM(B4:B13)
6	3	19	-2.4	5.76		平均	21.4	=G5/G4
7	4	20	-1.4	1.96				
8	5	28	6.6	43.56		偏差の2乗和	72.40	=SUM(D4:D13)
9	6	20	-1.4	1.96		不偏分散	8.04	=G8/(G4-1)
10	7	20	-1.4	1.96		標準偏差	2.84	=SQRT(G9)
11	8	18	-3.4	11.56				
12	9	23	1.6	2.56				
13	10	22	0.6	0.36				

図1-4　定義に従って標準偏差などを求める

Excelで各種の統計量は，計算対象とするセルの範囲をドラッグしたあとで，下記の関数で求めます（図1-5）。

数値の件数：COUNT関数
平均値：AVERAGE関数
偏差の2乗和：DEVSQ関数
不偏分散：VAR.S関数
標準偏差：STDEV.S関数

	A	B	C	D	E	F
1						
2						
3	ID	BMI				
4	1	21		件数	10	=COUNT(B4:B13)
5	2	23		総和	214	=SUM(B4:B13)
6	3	19		平均	21.4	=AVERAGE(B4:B13)
7	4	20				
8	5	28		偏差の2乗和	72.40	=DEVSQ(B4:B13)
9	6	20		不偏分散	8.04	=VAR.S(B4:B13)
10	7	20		標準偏差	2.84	=STDEV.S(B4:B13)
11	8	18				
12	9	23				
13	10	22				
14						

図 1-5　Excel の関数で標準偏差などを求める

なお，分散を求める関数には VAR.P，VAR.S の2種類があり，標準偏差を求める関数には STDEV.P，STDEV.S の2種類があります．一般的に，統計の関数で P がつくものは，対象としたデータを母集団とみた関数で，S がつくものは対象としたデータを全体から一部を取り出した標本(サンプル)と考えるものです．検定には，通常は，S がついたもの(不偏分散，標準偏差)を用います．

電卓で平均と標準偏差を求める

電卓で標準偏差を求めるのに偏差の2乗和を求めるは大変です．偏差の2乗和を求める式を次のように変形して，少ない計算回数(キー操作)で，標準偏差を求める方法を理解しましょう．

$$偏差の2乗和 = \sum_{i=1}^{n}(x_i - \overline{x})^2$$

$$= \sum_{i=1}^{n}(x_i^2 - 2x_i\overline{x} + \overline{x}^2)$$

$$= \sum_{i=1}^{n}x_i^2 - \sum_{i=1}^{n}2x_i\overline{x} + \sum_{i=1}^{n}\overline{x}^2$$

ここで下記の性質を利用して式を書き換えます．式は難しそうですがよくみると当たり前の性質です．

$$\sum_{i=1}^{n}x_i = n\overline{x} （データ n 個を全部足したものは平均の n 倍）$$

$$\sum_{i=1}^{n}\overline{x}^2 = n\overline{x}^2 （平均の2乗を n 回足し合わせたものは，平均の2乗の n 倍）$$

これらの性質を先ほどの式に代入します．

$$\text{偏差の2乗和} = \sum_{i=1}^{n} x_i^2 - 2\overline{x}\sum_{i=1}^{n} x_i + n\overline{x}^2$$

$$= \sum_{i=1}^{n} x_i^2 - 2\overline{x}n\overline{x} + n\overline{x}^2$$

$$= \sum_{i=1}^{n} x_i^2 - n\overline{x}^2$$

つまり,各データの2乗をすべて足し合わせたものから,平均値の2乗の n 倍を引けばよいのです。標準偏差はこの値を $(n-1)$ で割り,その結果の平方根として求めます。

電卓のキーの便利な使い方

「現実のBMI」の最初の10件のデータで作業をします。電卓もしくは携帯電話の電卓アプリで M+,M−,R・CM などのキーがついている場合は,それらの機能を使用して偏差の2乗和を求めてみましょう。

○ 電卓のキーの意味

- M+:メモリーに加える。
- M−:メモリーから引く。
- R・CM:1回押すと Read メモリー,2回押すと Clear メモリーを行う。

一般的に,電卓で数字を入れて,×,= と押すと,数字の2乗が求まります。しかし,一部のものではこの機能が使えないものがありますので注意してください。

この ×,= で2乗が求まる電卓の場合,以下のように操作すると計算がスピードアップできます。

最初に R・CM を数回押し,C・CE も押してメモリーをクリアしておき,下記の操作をして2乗和を求めます。

1. 21,×,=,M+　　21の2乗を求めてメモリーに加える。以下同様。
2. 23,×,=,M+
3. 19,×,=,M+
4. (途中省略)
5. 23,×,=,M+
6. 22,×,=,M+
7. R・CM,を押して2乗和の 4,652 を求める。

合計を求めるには R・CM を何回か押し,C・CE も押して,メモリーをクリアしたあとで,

1. 21，M+
2. 23，M+
3. 19，M+
4. （途中省略）
5. 23，M+
6. 22，M+
7. R・CM．を押して合計の 214 を求めます。

表 1-2 に，平均値，不偏分散，標準偏差の値を示します。

表 1-2　電卓で標準偏差を求める
● 10 件の BMI データ

ID	BMI	BMI^2
1	21	441
2	23	529
3	19	361
4	20	400
5	28	784
6	20	400
7	20	400
8	18	324
9	23	529
10	22	484
計	214	4,652

	値	計算式
件数	10	人数の合計
総和	214	BMI の合計
平均値	21.4	総和 / 人数
平均値の 2 乗	457.96	
BMI の 2 乗和	4,652	
偏差の 2 乗和	72.4	BMI の 2 乗和－件数×平均値^2
不偏分散	8.04	偏差の 2 乗和 /（件数－1）
標準偏差	2.84	不偏分散の平方根

集計表から電卓で平均と標準偏差を求める

　前述のように，10 件程度のデータから電卓などで標準偏差を求めるのはたいした手間ではありませんが，データが数十件，数百件となると大変です。そのようなときは，一度，集計表を作成してから計算をすると作業が楽です。この方法は論文などで実際の個々のデータが掲載されず，集計表しかないときに標準偏差を求めるのに使えます。

　平均を求めるには，階級値に件数をかけて総和を求めてから平均を求めます。偏差の 2 乗和を求めるには，BMI の 2 乗の値に件数をかける必要があり，これを効率よく行うと表 1-3 に示す作業になります。

　BMI×人数を求め，その結果に再度 BMI をかけて BMI^2×人数を得ます。操作の順番からいうと，人数を入れて BMI をかけ，その結果を一度記入したあと，再度 BMI をかけます。あとは，表 1-3 に示した内容を計算します。

表 1-3　電卓で集計表から標準偏差を求める
●集計表

BMI	人数	BMI×人数	BMI²×人数
17	5	85	1445
18	14	252	4536
19	26	494	9386
20	29	580	11600
21	29	609	12789
22	15	330	7260
23	20	460	10580
24	16	384	9216
25	8	200	5000
26	3	78	2028
27	7	189	5103
28	2	56	1568
29	1	29	841
計	175	3,746	81,352

	値	計算式
件数	175	人数の合計
総和	3,746	(BMI×人数)の合計
平均値	21.41	合計(総和)/人数*[注]
平均値の2乗	458.2	
偏差の2乗和	1166.19	Σ(BMI²×人数)−件数×平均値²
不偏分散	6.7	偏差の2乗和/(件数−1)
標準偏差	2.59	不偏分散の平方根

注)$(21.41)^2 = 458.38$ となり，平均値の2乗の 458.2 と異なる。しかし，これは平均値の数値を小数点以下2位までで表示したためである。(総和/件数)² を求めると，458.2 となる。

電卓で BMI×人数 の値を求めて記入したあと，再度，BMI をかけて求める。

集計表から Excel で平均と標準偏差を求める

集計表から標準偏差を求める場合，Excel が使える環境では，各データから平均を引く計算は簡単にできますので，偏差の2乗和 $= \sum_{i=1}^{n}(x_i - \bar{x})^2$ をそのまま計算するのが楽です。

40〜50代の方の現実の BMI を用いた計算例を図 1-6 に示しますが，偏差の2乗和を E 列で求めているのに注意してください。E3 のセルの計算式は，F3 のセルに示してありますので，確認してください。

	A	B	C	D	E	F	G	H	I
1									
2		BMI	人数	BMI×人数	人数×(BMI−平均値)²				
3		17	1	17	24.56	=C3*((B3-$H$3)^2)	平均値	21.96	=D14/C14
4		18	5	90	78.25				
5		19	3	57	26.21	平均値(H3のセルの絶対参照；常にH3のセルを参照する)	偏差の2乗和	366.87	=E14
6		20	9	180	34.43				
7		21	13	273	11.88		不偏分散	5.48	偏差の2乗和/(件数−1)
8		22	9	198	0.02				
9		23	11	253	11.99		標準偏差	2.34	不偏分散の平方根
10		24	8	192	33.43				
11		25	4	100	37.07				
12		26	2	52	32.71				
13		27	3	81	76.33				
14		計	68	1493	366.87				
15									

図 1-6　Excel で集計表から標準偏差を求める(40〜50代の現実の BMI)

最小値，最大値，中央値，パーセンタイル値を求める

基本統計量は，平均と標準偏差のみではありません。その他の基本統計量であるパーセンタイル値，最小値，最大値，中央値などは，PERCENTILE 関数，MIN 関数，MAX 関数などで求めます。現実の BMI に関するその他の基本統計量の値を図 1-7 に示します。

	A	B	C	D	E
1	現実の BMI				
2	21		10 パーセンタイル値	18.00	=PERCENTILE($A$2:$A$176,0.1)
3	23		50 パーセンタイル値	21.00	=PERCENTILE($A$2:$A$176,0.5)
4	19		75 パーセンタイル値	23.00	=PERCENTILE($A$2:$A$176,0.75)
5	20		90 パーセンタイル値	25.00	=PERCENTILE($A$2:$A$176,0.9)
6	28				
7	20		最小値	17.00	=MIN($A$2:$A$176)
8	20		最大値	29.00	=MAX($A$2:$A$176)
9	18		中央値	21.00	=PERCENTILE($A$2:$A$176,0.5)
10	23		平均	21.41	=AVERAGE($A$2:$A$176)
11	22		標準偏差	2.59	=STDEV.S($A$2:$A$176)
12	21				
174	20				
175	24				
176	23				
177					

（画面は上下に分割してあるのに注意）

図 1-7　全体の現実の BMI からその他の統計量を求める

パーセンタイル値は百分位数ともいい，その値までが全体の個数に占めるパーセンテージを示します。したがって 10 パーセンタイル値は全体の数の 10％にあたるデータがその値までにあることを示します。

累積度数，累積相対度数を求める

前述のパーセンタイル値はある特定の値までの変数分布を把握するのには便利です。しかし，実際には，20 パーセンタイル値がいくらと知っても，自分の値が全体の何番目なのか，あるいは全体の何パーセント目にあたるのかを知りたくなります。前者の目的には**累積度数**を，後者の目的には**累積相対度数**を求めます。

20～30 代の看護師の理想の BMI の値と，その累積度数と累積相対度数を図 1-8 に示します。実際に B,C 列の値を入力して，累積度数と累積相対度数を求めてみましょう。

この例の数式表現を図 1-9 に示します。累積度数の列で，D3 のデータは，左側の C3 を指しますが，D 列のデータは，自分の 1 つ上のデータに左側の C 列のセルの値を足して自分の値にする，という操作を繰り返しています。この数式表現を D4 に一度入れれば，あとはオートフィルの機能（セルの右下にマウスカーソルを合わせ，十

	A	B	C	D	E
1					
2		理想のBMI	人数	累積度数	累積相対度数
3		17	7	7	0.07
4		18	28	35	0.33
5		19	34	69	0.64
6		20	20	89	0.83
7		21	11	100	0.93
8		22	3	103	0.96
9		23	3	106	0.99
10		24	1	107	1.00
11		総計	107		
12					

図1-8　20～30代看護師の理想のBMI

	A	B	C	D	E
1					
2		理想のBMI	人数	累積度数	累積相対度数
3		17	7	=C3	=C3/$C$11
4		18	28	=D3+C4	=C4/$C$11
5		19	34	=D4+C5	=C5/$C$11
6		20	20	=D5+C6	=C6/$C$11
7		21	11	=D6+C7	=C7/$C$11
8		22	3	=D7+C8	=C8/$C$11
9		23	3	=D8+C9	=C9/$C$11
10		24	1	=D9+C10	=C10/$C$11
11		総計	107		
12					

図1-9　累積度数，累積相対度数の数式表現

字型にカーソルが変わったら列の下に向かってドラッグする操作）で対象とするセル（D4：D10）に式を貼り付ければよいのです。

累積相対度数はE列に求めます。これはD列に求めた累積度数をC11の総計で割って求めます。このとき，C11を参照したときにファンクションキーの4番 F4 を押せば，特定のセルを常に参照する絶対参照となり，式は自動的に$C$11の表現になります。絶対参照と相対参照の詳細は，Excelのヘルプ機能で確認してください。

順位，平均順位を求める──20～30代の理想のBMI

累積度数は，各階級値までに何件データがあるかを示しています。また累積相対度数は全体を1としたときのその位置までの割合を示しています。しかし，多分，皆さんが関心をもつのは全体のなかで自分が何番目にいるかという順位です。ここではExcelで順位を求めてみましょう。

図1-10に示すのは，20～30代の方が理想とするBMIの分布です。順位は，データを小さい順（大きい順でも可）に並べたときの順番です。一連のデータの順位を求めるExcelの関数には，RANK.AVG関数，RANK.EQ関数がありますが，ここでは自分の手で集計表から順位を求めてみます。

図 1-10　最小順位，最大順位，平均順位

	A	B	C	D	E	F	G	H
1								
2		理想のBMI	人数	累積度数	累積相対度数	最小順位	最大順位	平均順位
3		17	7	7	0.07	1	7	4
4		18	28	35	0.33	8	35	21.5
5		19	34	69	0.64	36	69	52.5
6		20	20	89	0.83	70	89	79.5
7		21	11	100	0.93	90	100	95
8		22	3	103	0.96	101	103	102
9		23	3	106	0.99	104	106	105
10		24	1	107	1.00	107	107	107
11		総計	107					
12								

　この集計表で順位を求めるには，最初の階級値の順位を1とし，最小順位とします。この例では，それに人数の7を足して1を引き，階級値のなかの最大順位とします。次の階級値の最小順位は，1つ前の最大順位に1を足して求めます。あとはこの操作を繰り返します。これらの操作をすると自分が全体の何人目あたりにいるかの見当がつきます。

　平均順位は，各階級値の最小順位と最大順位を足して2で割ります。この平均順位は，あとで説明するMann-WhitneyのU検定(152ページ)などで重要な意味をもちますので覚えておいてください。

演習問題

問題1　図1-11に示したのは，今回使用した各種の値である。20～30代と40～50代におけるBMIの理想と現実の差をもとに，平均と標準偏差を求めよ。

	A	B	C	D	E	F	G	H	I	J	K	L
1												
2		BMI	現実の値			BMI	理想の値			理想と現実の差	20-30代	40-50代
3			20-30代	40-50代			20-30代	40-50代		-2		2
4		17	4	1		17	7			-1	4	2
5		18	9	5		18	28	7		0	17	10
6		19	23	3		19	34	11		1	37	19
7		20	20	9		20	20	21		2	18	20
8		21	16	13		21	11	12		3	13	9
9		22	6	9		22	3	10		4	10	5
10		23	9	11		23	3	7		5	4	1
11		24	8	8		24	1			6	2	
12		25	4	4		25				7	2	
13		26	1	2		26				総計	107	68
14		27	4	3		27						
15		28	2			28						
16		29	1			29						
17		総計	107	68		総計	107	68				
18												

図 1-11　現実のBMIと理想のBMI

問題 2 同じデータ(図1-11)で，現実のBMI(現実の値)をもとに，累積度数，累積相対度数，平均順位を求めよ。そして自分が何番目に位置するかを見ておくこと。

問題 3 理想のBMIと現実のBMIの差は，その数が大きいほどやせたいと考えていることを意味する。では仮に身長160cmとすると，現実のBMIから理想のBMIを引いた値が7とは，何kgやせたいと考えているのだろうか。

●解説

問題1 ▶▶ 20〜30代の平均：1.81，標準偏差：1.71
　　　　40〜50代の平均：1.54，標準偏差：1.41
　　　　求め方を図1-12に示します。

	A	B	C	D	E	F	G	H
1	20−30代							
2	理想と現実の差のBMI	人数	BMI×人数	BMI^2×人数				
3	−2	0	0	0		件数	107	人数の合計
4	−1	4	−4	4		総和	194	(BMI×人数)の合計
5	0	17	0	0				
6	1	37	37	37		平均値	1.81	総和/件数
7	2	18	36	72		平均値^2	3.29	
8	3	13	39	117				
9	4	10	40	160		偏差の2乗和	308.26	Σ(BMI^2×人数)−件数×平均値^2
10	5	4	20	100		不偏分散	2.91	偏差の2乗和/(件数−1)
11	6	2	12	72		標準偏差	1.71	不偏分散の平方根
12	7	2	14	98				
13	計	107	194	660				
14								
15	40−50代							
16	理想と現実の差のBMI	人数	BMI×人数	BMI^2×人数				
17	−2	2	−4	8		件数	68	人数の合計
18	−1	2	−2	2		総和	105	(BMI×人数)の合計
19	0	10	0	0				
20	1	19	19	19		平均値	1.54	総和/件数
21	2	20	40	80		平均値^2	2.38	
22	3	9	27	81				
23	4	5	20	80		偏差の2乗和	132.87	Σ(BMI^2×人数)−件数×平均値^2
24	5	1	5	25		不偏分散	1.98	偏差の2乗和/(件数−1)
25	6		0	0		標準偏差	1.41	不偏分散の平方根
26	7		0	0				
27	計	68	105	295				
28								

図1-12　平均と標準偏差の求め方

問題 2 ▶▶ 累積度数，累積相対度数，平均順位は図 1-13 のようになります。

	A	B	C	D	E	F	G	H	I	J	K	L	M	N	O	P
1																
2		BMI	20-30代	累積度数	累積相対度数	最小順位	最大順位	平均順位		BMI	40-50代	累積度数	累積相対度数	最小順位	最大順位	平均順位
3		17	4	4	0.04	1	4	2.5		17	1	1	0.01	1	1	1
4		18	9	13	0.12	5	13	9		18	5	6	0.06	2	6	4
5		19	23	36	0.34	14	36	25		19	3	9	0.08	7	9	8
6		20	20	56	0.52	37	56	46.5		20	9	18	0.17	10	18	14
7		21	16	72	0.67	57	72	64.5		21	13	31	0.29	19	31	25
8		22	6	78	0.73	73	78	75.5		22	9	40	0.37	32	40	36
9		23	9	87	0.81	79	87	83		23	11	51	0.48	41	51	46
10		24	8	95	0.89	88	95	91.5		24	8	59	0.55	52	59	55.5
11		25	4	99	0.93	96	99	97.5		25	4	63	0.59	60	63	61.5
12		26	1	100	0.93	100	100	100		26	2	65	0.61	64	65	64.5
13		27	4	104	0.97	101	104	102.5		27	3	68	0.64	66	68	67
14		28	2	106	0.99	105	106	105.5		総計	68					
15		29	1	107	1.00	107	107	107								
16		総計	107													
17																

図 1-13 累積度数・累積相対度数・平均順位の求め方

なお，ここで示した変数名のように，セルのなかで文字を折り返すには，Alt キーを押しながら Enter を押します。

問題 3 ▶▶ 7 × 1.6 × 1.6＝17.92　　17.92kg になります。

おわりに 職場や学校で全員が Excel のあるパソコンを保有していればよいのですが，電卓や携帯電話の電卓アプリしか使えないケースはいくらでもあります。本項ではパソコンがない環境や，パソコンがあっても個々のデータがない環境で，平均，標準偏差を求める方法や，累積度数，累積相対度数，順位などを求める方法を示しました。これらをマスターしておけば，どんな環境でも役だつはずです。

本項では少し複雑な操作を行いましたが，内容はしっかり覚えてください。電卓や携帯電話のアプリのみでさっと標準偏差を求められたら，どこでも楽に解析ができるようになります。

2 正規分布を体験する

はじめに 統計解析の世界では，頻繁に正規分布が出てきます。まず，この正規分布に慣れて統計を楽に理解する準備をしましょう。正規分布は，平均値の近くの出現頻度が高く，平均値から遠く離れた値は出現頻度が低くなるという分布で，統計学を学ぶうえでの基礎中の基礎の概念です。

たとえば国家試験の模擬試験結果が正規分布に従えば，模擬試験の平均点と標準偏差と自分の得点から，全体のなかで自分がどこに位置するかがわかり，効果的な受験対策ができます。

今までの多くの統計の教科書は，数式や理論が多く，勉強をしても自分が理解できたという実感できる本はあまりありませんでした。

本項では自分でExcelを使って正規分布のデータのグラフ書いて，データの分析を体験しながら正規分布の概念を学び，統計を楽に学べるように工夫しました。

正規分布のグラフを作る

正規分布は，平均値の近傍の値の度数が高く，平均値から離れるとその度数が低くなるような分布です。体重，身長など，いくらでも例があります。今までに本書で示した例では，年代別の理想のBMIで40～50代の人が理想と考えるBMIの分布が正規分布のように見えます。20～30代の方が理想とするBMIは少し左側にピークがずれているように見えます（**図2-1**）。

さて，確率の考えを理解するために，自分で正規分布のグラフを作ってみましょう。最初に，平均 $\mu=50$，標準偏差 $\sigma=10$ としたグラフを考えます。そのため，**図2-2**のように画面上部に μ と σ を配置します。そしてX軸の値(x)をA列に1，3，5，7と入れて，あとはオートフィルの機能で99まで連続した数を作成します。

正規分布の値は，NORM.DIST関数（Normal Distributionの意味）で作成します。

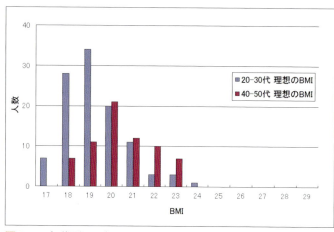

図 2-1　年代別の理想の BMI

図 2-2　x の値を作る

NORM.DIST 関数

書式

NORM.DIST(x, 平均, 標準偏差, 関数形式)

NORM.DIST 関数の書式には，次の引数があります。

- x：必ず指定します。関数に代入する値を指定します。
- 平均：必ず指定します。対象となる分布の算術平均(相加平均)を指定します。
- 標準偏差：必ず指定します。対象となる分布の標準偏差を指定します。
- 関数形式：必ず指定します。計算に使用する関数の形式を論理値で指定します。関数形式が TRUE の場合は，累積分布関数の値を返します。FALSE の場合は，確率質量関数の値を返します。

(Microsoft Excel 2016　NORM.DIST 関数のヘルプより)

　ここで，累積分布関数，確率質量関数という言葉が出てきました。正確な表現はひ

とまずおいておき，累積分布関数は x までの確率の総和，確率質量関数は x の値に対応する確率の値と考えてください。

すでに A3 に平均 50，B3 に標準偏差 10 の値が入っていますので，それをもとに図 2-3 のように＝NORM.DIST（A7,$A$3,$B$3,FALSE）を B7 に記入し，この値をもとにグラフを作ります。ここで＄記号は絶対参照とよばれるもので，常に同じセルを参照して処理をしたいときには，便利に使える参照方法です。

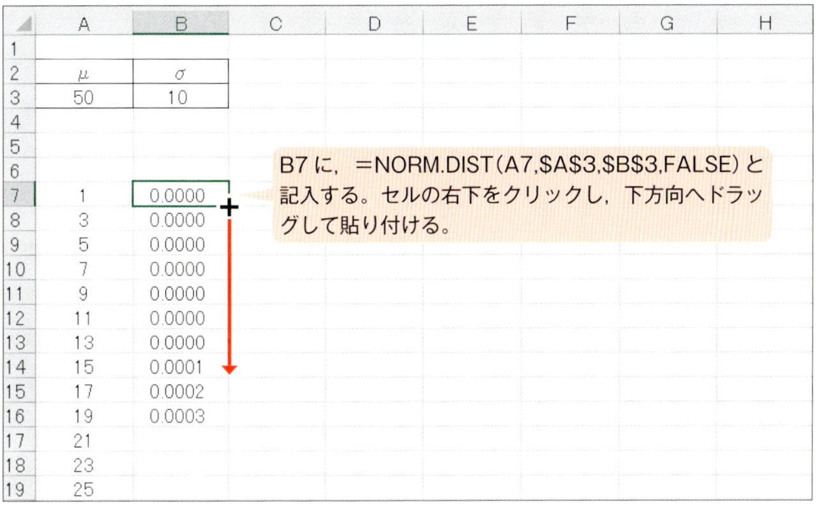

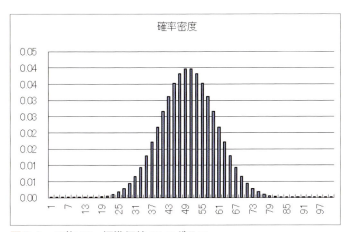

図 2-3　正規分布のグラフを作る

すでに学習した，グラフ作成の手順に従って上記の数表のグラフを作成し，グラフタイトルを「確率密度」として正規分布のグラフを完成します。これで，あなた自身の手で，きれいな正規分布のグラフが描けました（図 2-4）。なお，確率密度とは，定義域内での横軸 X のある値の相対的な出やすさを示すものです。

図 2-4　平均 50，標準偏差 10 のグラフ

できあがったグラフは確率分布のグラフですから，全体を足し合わせると1.0になるはずです。B列に作成した数値を1から99まで合計してみましょう。E3のセルに合計値を，=SUM(B7:B56)と入れて求めます。しかし，合計は1.0でなく0.5にしかなりません（図2-5）。なぜでしょうか。

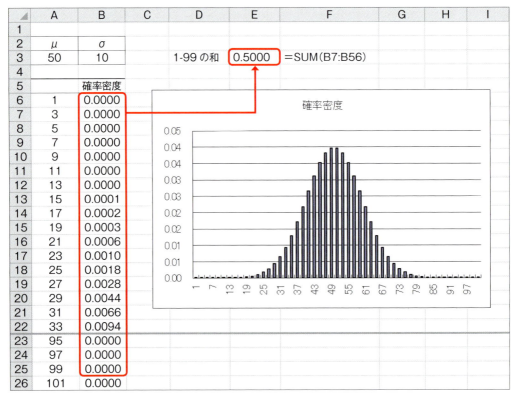

図2-5 1〜99の和をとると0.5にしかならない

ここは大事なところです。図2-6のように $x=1$ に対する確率の値が求まった場合，この値は x が0〜2の間にある確率を，$x=1$ のところで代表して書いたと考えるのです。つまり，今まで頭で x がある値のときの棒グラフを考えていたとしても，x がある幅をもつように考えるのです。

したがって，確率の全ての値を足し合わせるとは，グラフの高さ（確率）に幅をかけて足す，つまり全体の面積を求めることになります。これは少し難しい表現ですが，数値積分という考えです。

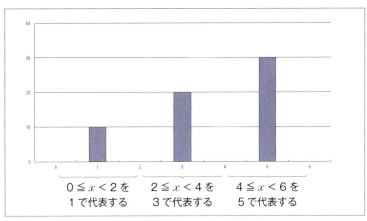

図 2-6 x が幅をもつようにグラフを考える

では実際に，幅を考慮して値を合計しましょう。しかし，今のままでは値が小さくてわかりにくいので，x の幅の 2 をかけ，かつ全体を 1,000 倍します。これはたとえて言えば，「1,000 人の人が試験を受けた結果，平均 50 点，標準偏差 10 点であった」という例に相当します。

まず，B 列の値を $2 \times 1,000$ の 2,000 倍したものを再度作成します（図 2-7）。B6 の数式は，図 2-5 の 2,000 倍，すなわち，=NORM.DIST(A6,$A$3,$B$3,FALSE)*2*1000 とします。

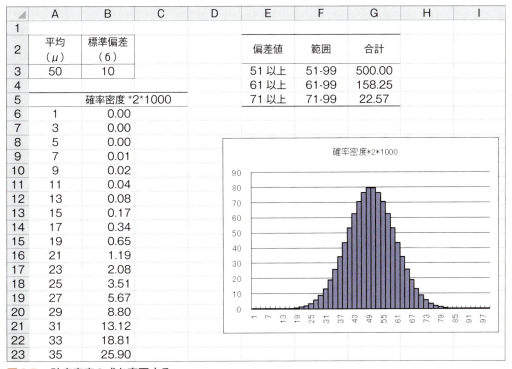

図 2-7 確率密度の式を変更する

それらの作業をしたうえで，グラフ全体，左半分，右半分の合計，つまり面積の合計を求めます(**表 2-1**)。

表 2-1　数値範囲と面積合計

	数値範囲	面積合計
全体	1～99	1000.00
左半分	1～49	500.00
右半分	51～99	500.00
50 ± 10	41～59	683.50
50 ± 20	31～69	954.86

なお，数式のみで統計を理解しようすると，この先でわからなくなります。自分の手で Excel のシートでデータを作って作業をして，数値の関係を体験すれば，統計解析なんかこわくなくなります。この時点で，必ず自分の手でグラフを作成し，数値範囲と面積合計を求めてください。

表 2-1 をもとに考えると，今回は全体が 1,000 人ですから 50 ± 10 の範囲に 68.35 % の人が，50 ± 20 の範囲に 95.486 % の人がいるという結果になります。言い方を変えれば，点数が 50 ± 10(平均 ± 1 標準偏差)になる確率は全体の 68.35%，50 ± 20(平均 ± 2 標準偏差)の範囲になる確率は 95.486% となります。

以上のことから，確率だ，なんだと難しいことを言っても，自分の注目する値がグラフ上のどこに位置し，それより大きい値(小さい値)がどれくらいあるかを考えればよいのです。つまり x 以上，あるいは以下の確率の分布のグラフの面積が，全体の面積に対してどの程度かを考えて理解できれば，統計解析なんかこわくなくなるのです。

例題　図 2-7(67 ページ)に示した正規分布のグラフで，x が 81 以上，91 以上の合計，つまり 81 以上，および，91 以上になる確率を求めよ。

●解答
- 81 以上になる確率：1.33
- 91 以上になる確率：0.33

標準正規分布への変換

1,000 人が，平均点 50 点，標準偏差 10 点の正規分布に従う例を示しましたが，一般の分布では，データの数，平均値，標準偏差はまちまちです。分布が正規分布になると仮定できれば，x の値さえ決まれば対応する確率密度(グラフの値)が求まります。そうであれば，もし何らかの方法で x の値を変換して，標準的な正規分布に変

換できたらとても便利です。

そのような目的には，**標準正規分布**を用います。これは変数が正規分布をする場合に，全体を平均 0，標準偏差 1 になるような変換したもので，平均値と標準偏差を用いて下記の変換をします。この作業を**標準化**とよびます。そして z の値を**標準得点**とよびます。

$$z = (x - 平均値) / 標準偏差$$

これは，見方を変えれば，確率分布のグラフの平均値を 0 になるように移動し，標準偏差を横軸にとって変換したものです。この考え方は，この先，随所に出てきます。

なお，標準正規分布の確率密度関数の正式な表現は，下記の式になります。e は自然対数の底で，約 2.718 で，Excel では EXP(1) で求められます。π はおなじみの円周率です。この形式で何か作業をすることはあまりありませんが，標準正規分布はこのような関数で表わされことは，頭の隅においておいても損はないでしょう。

$$f(z) = \frac{1}{\sqrt{2\pi}} e^{-\frac{z^2}{2}}$$

おわりに もし，あなたの測定した変数 x が正規分布すると仮定できれば，その値 x は標準正規分布へ変換できます。変換した結果は，通常 z で表現します。そうすれば z の値に対するグラフの高さ $f(z)$ が求まり，そこまでのグラフの面積を考えれば，全体に対するそこまでのグラフの面積の割合，つまり確率が求まります。

今回は，正規分布を用いましたが，χ^2 分布，t 分布など理論的な分布（グラフの形）も同じような手続きで確率が求まります。何度も言うように，変数 x とそれ以上，それ以下のグラフの面積で確率が求まるのが大事な点です。グラフの面積と確率の関係が理解できれば，あとの学習も楽にできます。

次からはもう 1 つの難所である，統計学的仮説検定の話題に入ります。ここを理解できたら，あとはかなり楽に検定の考えが理解できます。

3 違いについて考える

はじめに 研究の初心者の方が必要としているのは，「自分が集めた2つのデータは違うの？」という問題がほとんどです。ここでは2つのデータに違いがあるかについて考えます。

実験や調査をした場合，たいてい，指導者の方から「集めたデータを検定にかけてごらんなさい」と言われます。さて，「検定って何？ そういえば学生のときに授業で聞いた気がかすかにする」というのが現場に出た多くの人の感想です。しかし，ポイントをおさえて理解すれば，検定はそう難しいものではありません。検定とは，簡単に言うと，「2種類あるいはそれ以上の統計検定量に**違いがあるか**を調べる方法」です。平均値，順序，比率など，いろいろな統計検定量に対して検定が行えます。

本来なら，検定を学ぶには，理論から入り，体系的に統計学を理解するのが最善ですが，そのような方法を皆さんが希望しているとは思えません。ここでは，最初に「違うって何だろう」という点について考えます。

違いを表現する

変数の違いを表現する方法の1つとして，最初に，100％積み上げ縦棒グラフを紹介します。回答が名義（類別）尺度や順序尺度（86ページ）のときに，グループごとの変数の割合を把握しやすくするには，この方法を使うと便利です（図 3-1，3-2）。

回答が間隔・比例尺度で，平均値の比較をしたいときには，一般的には次のようにして平均値と標準偏差を示します。

1. Excelで平均値と標準偏差を用意し（図 3-3），平均値で棒グラフを作る。
2. 棒グラフ部分をクリックし，「グラフ要素を追加」→「誤差範囲」→「その他の誤差範囲オプション」と選ぶ（図 3-4）。
3. 誤差範囲の書式設定の画面で，「両方向」→「キャップあり」→「ユーザー設定」→「値の設定」と選ぶ。（図 3-5）。
4. ユーザー設定の誤差範囲の画面で，正の誤差の値，負の誤差の値，において，既に用意してあった標準偏差の値，8，10の部分をドラッグすると（図 3-6，3-7，3-8），図 3-9のようなグラフができあがる。

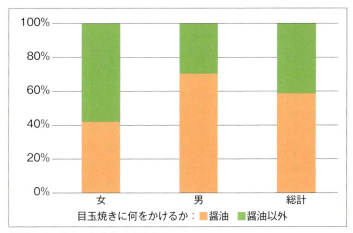

質問：目玉焼きに何をかけますか？
回答：醤油，醤油以外

図 3-1　回答が名義（類別）尺度の例

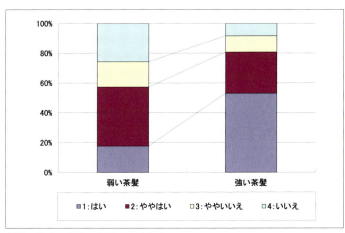

質問：茶髪は目だつと思いますか？
回答：1：はい，2：ややはい，3：ややいいえ，4：いいえ
茶髪の強さ：弱い茶髪，強い茶髪

図 3-2　回答が順序尺度の例

	A	B	C	D	E
1					
2			町での体重	本当の体重	
3		平均（μ）	40	55	
4		標準偏差（σ）	8	10	
5					

図 3-3　データの準備

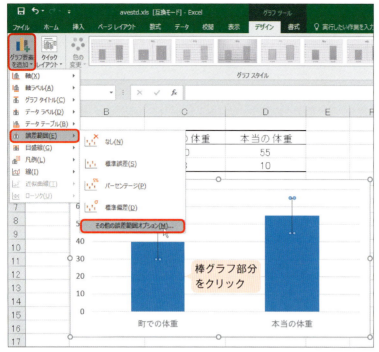

図 3-4　棒グラフ部分をクリックし，誤差範囲を設定する

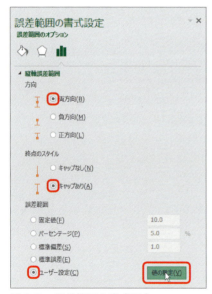

図 3-5　誤差範囲の書式設定

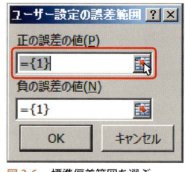

図 3-6　標準偏差範囲を選ぶ

○ 余談

　標準偏差がわからないから，学会の発表が，ちんぷんかんぷんという人には何人もお会いしました。しかし図 3-9 に示したように，標準偏差のヒゲの範囲が，あまり重なっていなければ，おそらく，2 つの群は違いがあると見てください。わからないま

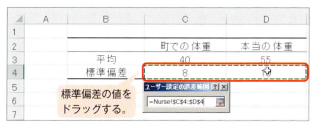

図 3-7 標準偏差の値をドラッグする

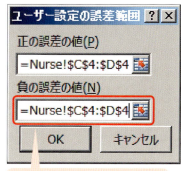

図 3-6, 3-7 と同様の操作を行う。

図 3-8 選ばれた標準偏差の範囲

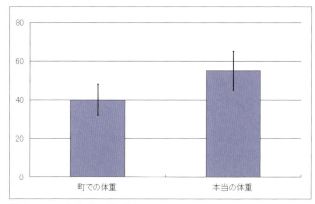

図 3-9 できあがったグラフ

ま，それを解明しないまま過ごす人はかなりいらっしゃいます。しかし，わからなけれど，それって何なの？ちょっと調べよう，そう思うだけで立派だと思います。統計嫌いがむやみに多いですので，「それっておかしくない？ちょっと調べよう，理解する努力をしよう」と思ってください。そうすれば，必ず，統計解析なんかこわくなくなります。

変数の分布を考える

　前項の「2 正規分布を体験する」で取り上げた内容を思い出しながら，以下の内容を理解していってください。最初に，集めたデータが体重や身長のような連続量の変数（間隔・比例尺度の変数）で，平均値が 50，標準偏差が 10 であったとします。

　そのとき，頭のなかには図 3-10 のようなイメージがわきます。この図は，平均値 ＝50 のデータが 40 件あるのを示しています。

　しかし，求めた値が体重だとすると，平均値 50 といってもそれに近い値の人が何人もいるはずです。経験的に，平均値に近い値の人数は多いが，平均値から離れた値の人数は少ない，つまり体重の分布は，一種の釣鐘型の正規分布になると想像できます（図 3-11）。

　学生時代のクラスを思い浮かべると，極端に体重が重い人や軽い人は少なく，平均的な体重の人が多かったはずです。すでに述べたように，このような釣鐘型の分布を

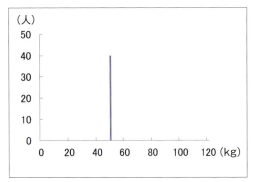
図 3-10　最初のデータイメージ

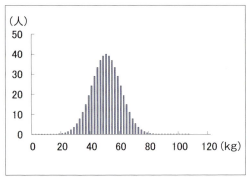
図 3-11　体重の分布

正規分布とよびます。正規分布は左右対称の分布で，平均値の件数が一番多く，離れた値の件数が少ない特徴があります。また，平均値と最大値，中央値(50パーセント値，データを並べた中央の値)が同じという特徴をもちます。

　棒グラフの高さは人数を表していますから，50kgよりかなり離れた体重の人の人数は少なく，50 kgに近い人の人数が多いのがわかります。50kg以上の人と50kg以下の人では同じ数，つまり全体の50%ずついることもわかります。もし，75kg以上の体重の人の人数を知りたければ，75 kg以上の棒グラフの高さ(人数)をすべて足します。そして，全体に対する75kg以上の人の割合を知りたければ，足し合わせた合計を全体の人数で割れば求まります。この考え方は，前項の「2 正規分布を体験する」で説明しました(63～69ページ)。

　ここで，再度，「棒グラフの高さを足し合わせて人数を求め，その人数が全体に対する割合を求める」という考え方，つまり，「注目しているグラフの面積が全体に占める割合を求める」という考え方に注意をはらってください。この考え方は今からとても重要な意味をもちます。

飛び飛びの値から連続した値へ

　ここまでは，横軸の値は飛び飛びの値，つまり離散量を考え，グラフは棒グラフを考えました。実際には横軸の値(体重)は連続した値ですから，グラフは折れ線で示せます(図3-12)。ここまでは単に求めたデータの折れ線グラフを描いただけで，あまり問題はありません。

　今あなたが観察した2群の分布で，コントロール群が左側の分布，観察群が右側の分布とします。最初に，両者が少しずれたとしましょう(図3-13)。たとえば，通常の食事をしていたコントロール群と，少しカロリーの高い食事をしていた観察群の体重分布を比較し，「観察群の平均体重が多いのは，カロリーの高い食事のせいだ」と言いたい場合が，このような例となります。

　人情としては，自分の仮説(観察群の体重が多いのはカロリーの高い食事のせい)を

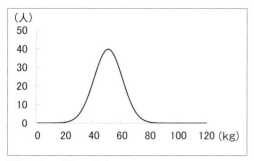

図 3-12　変数の分布

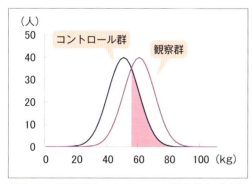

図 3-13　観察群とコントロール群の分布が少しずれた

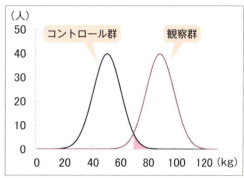

図 3-14　観察群とコントロール群の分布がかなりずれた

　客観的に証明したいため,「観察群のほうが平均体重が"違う"じゃない」と言いたいわけです。しかし,少しずれただけでは,多くの人が,「2つの群がずれたといっても少しで,かなりの部分が相手と重なっています」と言うでしょう。

　では,図3-14のように極端に2群の分布がずれた場合はどうでしょうか。ピークの位置にある平均値はだいぶずれています。ある人は,「この2つはだいぶずれたから,分布が異なったと言ってもいい」と考えるでしょう。しかし,ある人は,「まだ分布に重なったところがあるから,2群の分布は異なっていない」と言うでしょう。

　結局のところ,いくら両者の分布がずれても,ほんの少しは重なる部分が出てくるため,この議論にきりはありません。そこで,考え方を少し変えます。ここから統計学の**統計学的仮説検定**という一種独特の考え方に入ります。

確率といってもグラフの面積

　もう一度,体重 x がある値以上になる確率とは何か,という点を考えてみましょう。ここで,前項で述べたグラフの高さに幅をかけてを足し合わせるという考え方を思い出してください(66〜68ページ)。もし,1,000件のデータをもとにグラフを書いたとして,x が平均値50で,そのときの頻度が40個だったとします。そうすると,x が50をとる確率は40/1,000となります。この考え方を発展させると,x がある値

以上になる確率は，x 以上の観測値に対応する y の値を全て足し合わせて，その合計が全体に占める割合を求めればよいことになります。

図 3-13 は 2 群の平均値が少しだけずれた場合でした。平均値がずれて，偶然 2 つのグラフがこのような位置関係をとったとしても，重なる確率（重なる面積）はかなり大きいはずです。

ずれた観察群である x が観察されたとしても，重なった部分の右半分の面積が大きいので，そのような位置関係になるケースはいくらでもあると考えます。正確に言えば，2 つのグラフの交点から右半分は，左側のグラフの分布であると同時に，右側のグラフに含まれる可能性もあります。ここについてはのちほど，「身近な例──改まったときのヒールの高さ」(79 〜 80 ページ）で，第 1 種の過誤，第 2 種の過誤という内容を説明します。

図 3-14 は，2 群の平均値がかなり異なった場合でした。偶然，両者の分布が異なったとしてもこのような位置関係になる確率は少なそうです。

では，グラフの面積を求めるにはどうするのでしょうか。グラフの形が三角形，四角形なら話は簡単で面積は単純な計算で求まります。しかし，ここで取り上げている正規分布では，単純な計算ではグラフの面積は求まりません。それに同じ正規分布といっても，平均や標準偏差が異なる正規分布はいくらでもあるため，簡単に面積を求めるのは難しそうです。しかし世のなかはよくしたもので，どのような正規分布も次の変換を行うと，平均 0，標準偏差 1 の標準正規分布に変換できます (68 〜 69 ページ)。

$$z = (x - 平均値) / 標準偏差$$

実際には標準正規分布のグラフを毎回描いて，その面積を求めるわけにはいきません。そのためには，ある z の値までの確率密度を足し合わせた累積確率密度関数を用います。Excel では NORM.S.DIST 関数を用います。

> **NORM.S.DIST 関数**
> 書式
> NORM.S.DIST(z，関数形式)
> ● Z：必ず指定します。関数に代入する値を指定します。
> ● 関数形式：必ず指定します。関数の形式を論理値で指定します。関数形式が TRUE の場合は，累積分布関数の値を返します。FALSE の場合は，確率質量関数の値を返します。
> (Excel 2016　NORM.S.DIST 関数のヘルプより)

なお，ここで「確率質量関数」とありますが，確率分布を表現する関数において，変数が連続変数のときは確率密度関数，離散変数の場合は確率質量関数と表現しています。

さて NORM.S.DIST 関数で関数形式を TRUE にすると，標準正規分布のグラフの−

∞からzまでの累積の値（面積）を求めます。ですから，$p=1-\text{NORM.S.DIST}(z,\text{true})$とおくと，$p$は$z$以上をとりうる確率を示します。なお，この表現は，統計学の教科書によっては「標準正規分布の面積$1-p(z)$」，あるいは「標準正規分布の上側確率のパーセント点」と表現されます。

では，Excelでzの値を-4から4まで0.2刻みで増加させ（図3-15），下記の3種類の関数でグラフを作ってみましょう。

- 標準正規分布：NORM.S.DIST(z,FALSE)
- 標準正規分布の累積確率密度関数$p(z)$：NORM.S.DIST(z,true)
- 標準正規分布の面積$1-p(z)$：1-NORM.S.DIST(z,true)

この結果（図3-15, 3-16）を見ると，たとえば$z\leq1$の累積確率は0.8413，逆にこのzが1より大きくなる確率は$1-0.8413=0.1587$程度となるのがわかります。

	A	B	C	D
1				
2	zの値	標準正規分布	NORM.S.DIST(z)	1−NORM.S.DIST(z)
3	-4	0.00013383	3.16712E-05	0.999968329
4	-3.8	0.000291947	7.2348E-05	0.999927652
5	-3.6	=NORM.S.DIST(A3, FALSE)	=NORM.S.DIST(A3, TRUE)	=1-C... 0.999840891
6	-3.4			0.999663071
7	-3.2	0.002384088	0.000687138	0.999312862
8	-3	0.004431848	0.001349898	0.998650102
21	-0.4	0.36827014	0.344578258	0.655421742
22	-0.2	0.391042694	0.420740291	0.579259709
23	0	0.39894228	0.5	0.5
24	0.2	0.391042694	0.579259709	0.420740291
25	0.4	0.36827014	0.655421742	0.344578258
26	0.6	0.333224603	0.725746882	0.274253118
27	0.8	0.289691553	0.788144601	0.211855399
28	1	0.241970725	0.841344746	0.158655254

図3-15　グラフ作成のための入力方法

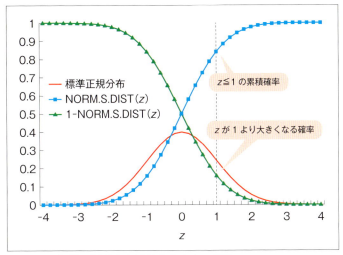

図3-16　標準正規分布と累積確率密度のグラフ

統計学的仮説検定について

ここから，検定の考え方の基本である，**統計学的仮説検定**を解説します。今までの話で，同じような 2 種類の分布があっても，ずれただけでは「ずれた」とは言いにくいので，工夫が必要となります。そのため，最初は 2 群が同じと考えておいて，ずれた 2 群が観察されたら，平均と標準偏差をもとに，そのような位置関係になる確率はどの程度かを考えます。その確率が極端に小さかったら，最初に同じと考えるのに無理が生じるので，同じと考えるのをやめよう，つまり違いがあると解釈するのを，統計学的仮説検定といいます。

この方法は**背理法**ともいいます。この方法は，ある命題 A を証明したいときに，最初に A は偽と仮定して，そこから矛盾を導き，A が偽とした仮定が誤っている，つまり A は真であると考える方法を指します。この統計学的仮説検定の考え方を理解できれば，統計解析の大きな山を越したといってもよいでしょう。

◎ 手順

1. 最初に 2 群は等しいと仮定する。
2. 両者が現在見ているような位置関係をとる確率を平均と標準偏差など(正確には各種の統計量)から求める。
3. その確率があまりにも小さいなら，最初に「等しい」と仮定したこと自体に無理がある，つまり矛盾が生じたと考えて，その仮定自体をやめる(棄却する)。しかし，わずかだが偶然にそのような位置関係になる確率も存在するので注意をする。

ここで，最初に等しいと仮定した仮説を「**帰無仮説 H_0**」とよび，それに対して異なるとした仮説を「**対立仮説 H_1**」とよびます。

帰無仮説は，観察対象となっている現象，関係，仮説がただの偶然であるという想定(仮説)のことです。これを退けるには，その現象が単なる偶然で生じる確率が，とても小さな値以下でなければならないと考えます。この"ある小さな値"として経験的に 5% や 1% を用います。

対立仮説とは，帰無仮説に対する対立する仮説のことです。「A と B の平均値は異なる」「割合は異なる」など，通常，頭に浮かんで主張したくなるのはこちらです。

◎ 記述の例

統計学的仮説検定を行う場合の正式な記述の例の 1 つを示します。

- **帰無仮説 H_0**：喫煙者から生まれる子どもの平均体重は，非喫煙者から生まれる子どもの平均体重と等しい。
- **対立仮説 H_1**：喫煙者のから生まれる子どもの平均体重は，非喫煙者から生まれる子どもの平均体重より少ない。
- この帰無仮説のもと，対立仮説のような体重の差が生じるか否かの検定を行った。

このような表現になりますが，実際にはもう少し簡略した表現が論文に書かれてい

ます。これから研究を行っていく方は，普段読む論文にどのように統計学的仮説検定の結果が記載されているか，日ごろから手もとの研究ノートに記録しておくことをおすすめします。そうすると，ご自身の発表のときに便利です。

身近な例——改まったときのヒールの高さ

もう少し身近なデータで，統計学的仮説検定の例を解説します。今，あなたが若い女性で，心を寄せる彼から初めてデートのお誘いがきたとします。デートに履いていくヒールの高さをどうしますか。これは見方を変えれば，心を寄せる彼からのお誘いで気合が入って改まったときと，通常とでは，「ヒールの高さが異なるかどうか？」という問題になります。

- **帰無仮説 H_0**：気合が入って改まったデートのときと通常とでは，ヒールの高さに変化がない。
- **対立仮説 H_1**：気合が入って改まったデートのときと通常とでは，ヒールの高さに変化がある。

私が実際に調査した例では，たしかに改まったときのヒールの高さは高くなりました。これを模式図で表すと図 3-17 のようになります。ここでは通常が平均 50mm，標準偏差 10mm，気合が入って改まったときが平均 75mm，標準偏差 10mm で示しています。

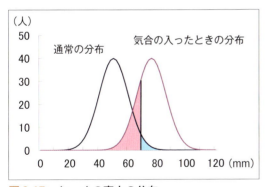

図 3-17 ヒールの高さの分布

通常のヒールの高さの分布が左側，気合の入った場合が右側の分布です。この 2 群の分布を男性側から見ると，「お！彼女の今日のヒールは高い，自分はひょっとして心を寄せられているのかもしれない。ならば，しっかり対応しなくては」といった正しい（？）判断材料として使える可能性があります。

しかし，仮に 70mm のヒールの高さが観察されたからといって，男性が有頂天になるのは話が単純すぎます。ここで左側の正規分布（帰無仮説 H_0 のもとでの分布）の右端の塗りつぶした部分■に注目してください。この小さな部分の人は，とくに気合

が入っているわけではないが，もっているお出かけ用の靴はヒールの高いもの1足しかなかった，だからそれできた，というようなケースにあたります．この部分の人を男性が見て，あわてて「ヒールが高いじゃないか．ご馳走せねば」と対応すると間違った選択となります．このようなミスを**タイプ1の誤り**，あるいは**第1種の過誤**といい，仮説が正しいのに誤って仮説を棄却する誤り，になります．そのため俗に，「あわてものの過誤」ともいいます．この過誤をαエラーという場合もあります．

右側の正規分布（対立仮説H_1のもとでの分布）の左側で塗りつぶした部分■は，気合は入っているが低いヒールの靴しかなかった，あるいは，大事なデートだから疲れないように低いヒールで行こう，といった場合です．ぼんやりこの点を見逃して適当な対応をすると，これまた過ちをおかします．こちらは**タイプ2の誤り**，あるいは**第2種の過誤**といい，仮説が誤っているのに仮設を採択してしまう誤りを意味します．こちらは「ぼんやりものの過誤」ともいいます．この過誤はβエラーという場合もあります．

通常，第1種の過誤は**有意水準**といい，αで，第2種の過誤は，βの記号で示します．また，有意水準αは伝統的に5%か1%を用います．それとともに右側の対立仮説H_1のもとでの分布で，$1-\beta$の部分は，「帰無仮説が間違っているときに帰無仮説を棄却する」確率で，検定の**検出力**ともよばれます．一般的に，$\beta=0.2$，$1-\beta=0.8$とするケースが多いです．

ヒールの高さの比較をする場合の正式な表現の1例は，次のようになります．

「帰無仮説H_0：改まったデートのときと通常とではヒールの高さに変化がない，対立仮説H_1：改まったデートのときと通常とではヒールの高さに変化がある．この仮説のもとで検定を行った．その結果，有意水準$\alpha=0.05$で帰無仮説を棄却した．」

しかし，論文などでは「～をt検定で検討した．その結果，危険率0.05で有意差を認めた」あるいは「～をt検定で検討した．その結果$p<0.05$で有意差を認めた」のように簡素化した表現をします．このような検定結果の表現は，是非，普段から研究ノートに書きとめておいてください．

棒グラフで平均と標準偏差を示す

2群の比較を棒グラフでする例を示します．通常のときと改まったときの平均値を**図3-18**のような棒グラフで示しても，その分布は右横の分布のような関係になっています．そこで，一般的には平均値とともに標準偏差をグラフのなかに示します．有意水準αで帰無仮説H_0を棄却できるときは＊印をつけます．習慣で$\alpha=0.05$で棄却できるなら＊を1個，$\alpha=0.01$で棄却できるなら＊を2個つけます．その場合，グラフの欄外に，グラフの説明として「＊が$\alpha=0.05$である」と示すとよいでしょう．自分の実験結果をグラフで検討するときは，平均値±1標準偏差，もしくは±2標準偏差が各測定群間でどの程度重なっているかを見て，有意水準αで帰無仮説H_0を棄却で

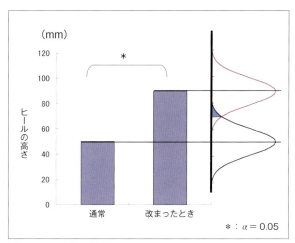

図 3-18　表現の概念

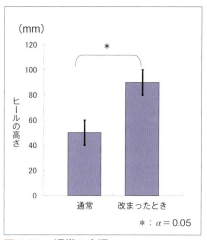

図 3-19　通常の表現

きるか否かの検討をつけます．もし，標準偏差の範囲がまるで重なっていなかったら棄却できる，つまり有意差がある可能性が高くなります（図 3-19）．

なお，図 3-19 のようにグラフ上にかっこを描画するには，グラフを表示した後で，「挿入」→「図形」→「左大かっこ」と選び，そのかっこを回転させます．＊印は，「挿入」→「図形」→「テキストボックス」と選び，挿入します．

両側検定と片側検定

ここで 1 つ困った問題が生じます．たとえば平均値の比較をするために，2 種類の計測をした場合，平均値が片方にのみずれて変化するとは言いきれないのです．

たとえば，通常の食事をしていたコントロール群と，少しカロリーの高い食事をしていた観察群の体重分布を比較し，観察群の体重が多いのはカロリーの高い食事のせいだ，と言いたいものの，必ず体重が重くなる保証はありません．下手をすると食べ過ぎてお腹をこわし，体重が減るかもしれません．常識では片方に結果が偏ると思っても，そうなる保証はどこにもないのです．

そのため，棄却域（そこに入れば帰無仮説を棄却できる範囲）を片側に設ける検定方法を「片側検定」（図 3-20），両側に設けるのを「両側検定」（図 3-21）と定義します．医療関係で統計の初心者の方は，両側検定にしておけば間違いはありません．より厳しい判定をするだけです．今までのようにグラフの面積を用いて説明すれば，$\alpha = 0.05$ とすると，片側検定のときは片側の棄却域の面積が 0.05，両側検定のときは両側の面積を足したものが 0.05 で，おのおのは 0.025 と考えます．

ここで，標準正規分布で $\alpha = 0.05$，0.01 としたときの z の値，それも片側検定と両側検定のときの値はどうなるかが必要になります．巻末の数表「標準正規分布表（上側確率）」（191 ページ）を見ると，$z = 1.96$ のときに，上側確率 0.025（2.5％，両側なら 5％に相当）となります．つまり，両側検定で z が 1.96 より大きい値をとれば，$\alpha = 0.05$

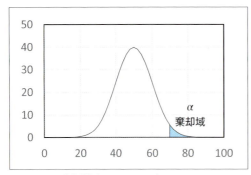
図 3-20　片側検定のイメージ

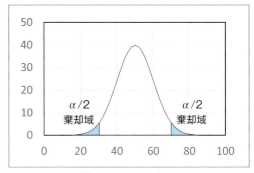
図 3-21　両側検定のイメージ

で帰無仮説を棄却します。これは Excel の関数を用いて NORM.S.INV(1-0.025) としても求められます。NORM.S.INV 関数は，標準正規分布の累積分布関数の逆関数の値を返します。詳しくは Excel のヘルプで調べてください。

一般的な検定の手順

検定といわれる手法の手順は，ほぼどれも同じです。

1. 帰無仮説，対立仮説を考える。

   あなたが主張したいのは「違いがある」ということでしょうが，「違いがない」「等しい」といった帰無仮説を考えます。

2. 平均，標準偏差，z 値（標準得点）(68～69 ページ)，t 値，χ^2 値，F 値，U_{cal}，T_{cal} などの検定に用いる検定統計量を求める。これは公式に従って求めます。

3. 検定統計量の理論分布はわかっているので，求めた検定統計量が生じる確率（p 値）を求める。

4. 有意水準 α と p 値を基準にして，どちらの仮説を採択するかを決める。

「検定統計量の理論分布はわかっているので，求めた検定統計量が生じる確率（p 値）を求める」の表現がわかりにくいのですが，今までときどき述べた，ある検定統計量以上になるグラフの面積が，全体に占める割合と考えてください。しかし，毎回，理論分布からグラフの面積を求めるのは煩雑です。Excel を使用できる場合は，与えられた統計量が生じる確率を**表 3-1** に示す関数を利用して求めることができます。

表 3-1　検定統計量と Excel での関数

検定手法	Excel での関数	求められる確率
t 検定	T.DIST.2T 関数	t 分布の両側確率
	T.DIST.RT 関数	t 分布の右側確率
χ^2 検定	CHISQ.DIST.RT 関数	χ^2 分布の右側確率
F 検定	F.DIST.RT 関数	F 分布の右側確率
正規分布による検定	NORM.S.DIST 関数(1-NORM. S. DIST(Z,TRUE)の形で使用	標準正規分布の右側確率

Excelが使えないときは，巻末の各種の検定用の数表で(190〜204ページ)，自由度や標本数を参考に有意水準αになる値を求め，自分の算出した検定統計量と比較して，帰無仮説の採択の有無を検討します。この操作の詳細については，第3章の各統計手法の解説のなかで示します。

> **例題**

下記の3種類の状況において，対立仮説，帰無仮説をたてなさい。
1. おしゃれな人とおしゃれでない人の普段のヒールの高さの比較
2. 20〜30代と40〜50代の人の普段のヒールの高さの比較
3. おしゃれな人が気合を入れて臨むデートとそうでもないデートの場合のヒールの高さの比較

●解答
1. 帰無仮説：おしゃれな人とおしゃれでない人の普段のヒールの高さは同じである。
   対立仮説：おしゃれな人とおしゃれでない人の普段のヒールの高さは異なる。
2. 帰無仮説：20〜30代と40〜50代の人の普段のヒールの高さは同じである。
   対立仮説：20〜30代と40〜50代の人の普段のヒールの高さは異なる。
3. 帰無仮説：おしゃれな人が気合を入れて臨むデートとそうでもないデートの場合とではヒールの高さに変化がない。
   対立仮説：おしゃれな人が気合を入れて臨むデートとそうでもないデートの場合とではヒールの高さに変化がある。

> **おわりに** 棄却検定法，帰無仮説，対立仮説の考えが理解できれば，検定の考えの多くの難しい点を克服したことになります。なお，連続した分布で正規分布と仮定できるものは t 検定，F 検定を行いますが，分布が正規分布でないもの，変数が連続していると考えられないものはいくらでもあり，それらに対しては Mann-Whitney の U 検定，Wilcoxon の符号付順位話検定，χ^2 検定などを行います。統計手法の選択に関しては，次章の「1 検定手法を選ぶには」(86ページ)で説明します。

第3章

検定手法を
マスターする

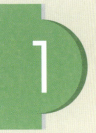

検定手法を選ぶには

はじめに 研究活動をする人は誰もが,「検定手法を選ぶのが難しい」と言いますが,変数の尺度と変数の対応の有無を理解できれば,簡単に検定方法を選べます.本項では,データの種類と性質(尺度)から検定手法を選ぶ秘訣を解説します.

なお,本書では,研究の初心者が扱う手法に限定して解説してあります.相関分析・回帰分析・多変量解析など,少し高度な手法は,成書を参考にしてください.

データの種類と性質をおさえる

統計で扱う数字は,意味のある数字ですが,「意味のある」とはどんなことでしょうか.たとえば,男性を1,女性を2として,集めたデータの性別の平均を求めても意味はありません.クラス50人の数学の点数の平均は意味があります.実は,データにはいくつかの種類があり,その性質に合わせて統計解析をする必要があります.データは最初に,①**質的データ**と,②**量的データ**に分かれます.さらに,質的データには**名義尺度**と**順序尺度**が,量的データには**間隔尺度**と**比例尺度**があります(**表1-1**).

表1-1 データの尺度とその性質

データの種類	尺度	内容	具体例
質的データ	名義尺度	・違いのみ意味がある ・四則演算不可,平均値・中央値は意味をもたない	国,県,色,病棟,血液型
	順序尺度	・順序・大小関係のみ意味がある ・四則演算不可,最頻値・中央値は意味をもつ	アンケートの満足度,各種のスケール
量的データ	間隔尺度	・間隔に意味がある ・四則演算可能,平均・最頻値・中央値は意味をもつ	温度
	比例尺度	・各種の数値 ・四則演算可能,平均・最頻値・中央値は意味をもつ	身長,体重,検査データ

名義尺度——種類の違いを表現した数字

この尺度は,**類別尺度**ともいい,データの区別のみ意味があります.例としては,性別,国籍,人種,色,模様,都道府県などが挙げられます.医療関係では,病棟,

処置，疾病，血液型などいくらでも例があります。数字を割り当てても，数字の違いは種類の違いのみで，数字の大小の意味はありません。この尺度の四則演算はできず，平均値・中央値・標準偏差はどれも意味をもちません。

順序尺度──順序を表現した数字

順序尺度は，データの大小，または順位の方向が想定できる尺度です。たとえば，運動会の順位(1位，2位，3位…)や，等級(1級，2級，3級…)あるいは，アンケートなどで好き嫌いを質問して，「大嫌い」を－1，「嫌い」を0，「好き」を1，「大好き」を2，などと回答したものが順序尺度にあたります。

この尺度は，変数の順序のみに意味があるもので，満足度，不満足度，競技の着順，各種のスケール，アプガースコア，多くの主観的アンケートの採点がここに入ります。順序尺度では，平均値・標準偏差は意味をもたず，中央値や順位が意味をもちます。

順序尺度では，1と2，2と3の間隔が等しいとはいえないので，1の「好き」の2倍が，2の「大好き」にはなりません。順序尺度は，方向性や順序性ということは考えられますが，1と2あるいは，2と3の回答に対して，その意見について厳密に等間隔を想定することはできません。そのため，後述する間隔尺度，比例尺度とは異なります。しかし，心理学や教育学にかかわるこの種の調査研究では，順序尺度のデータについて，便宜上，間隔尺度とみなしてデータ解析を行うこともあります。

間隔尺度──温度やテストの点などの数字

間隔尺度とは，通常の数値の変数を指します。学校のテストの点数は，ある意味で順序尺度ですが，通常，間隔尺度もしくは比例尺度として扱います。身長，体重，温度，各種の検査結果などは，四則演算ができ，平均値・中央値・標準偏差が意味をもちます。間隔尺度は，方向性あるいは順序性に加えて，個々のデータの間に等間隔が保証されている尺度です。この間隔尺度は平均値や標準偏差なども検討できるなど，ほとんどの統計量を算出することができ，利用の幅が広がります。

統計量として，平均値も中央値も最頻値も意味があります。間隔尺度変数に適用できる分析手法は，次に説明する比例尺度変数に対しても使用できます。

比例尺度──ゼロ以上の数字で表す各種の計算のできる数字

比例尺度は，間隔尺度で保証されている等間隔に加えて，ゼロを基点とすることができる尺度です。たとえば，時間，速度などにはマイナスはありません。この尺度では，比率を考えることができます。身長，体重などは，(ゼロや)負の値をとらないので，比例尺度として，データそのものが意味をもっています。長さでいえば，110cmは100cmより10cm，あるいは10%長く，200cmは50cmの4倍だということは意

味があります。本書では、間隔尺度と比例尺度を同じに扱い、「間隔・比例尺度」と表現しました。

> **例題** 変数の性質

下記の変数がどの尺度にあたるかを考えなさい。
1. 住所
2. 年齢
3. 診療科
4. 満足度
5. アプガースコア
6. 病棟名
7. 在院日数

●解説

名義尺度：1, 3, 6　　　順序尺度：4, 5　　　間隔・比例尺度：2, 7

　アプガースコアは、各種の順序変数を足し合わせたもので、正しくは順序尺度です。ただし、複数の順序尺度を足し合わせたものは正規分布に近くなる性質があり、間隔・比例尺度として扱われるケースが多くあります。

変数における対応の有無

　比較する対象が、別々の2群の場合と、同一群だが条件を変えて2回測定を行ったかでは、扱いが異なります。たとえば、手術室の看護師長が、全身麻酔について2グループに分けて説明する麻酔教室の前後で、患者の不安の程度の変化を検討する場合、どちらかのグループに不安の強い人が多ければデータは異なってしまいます。しかし、同一人物に対して、条件を変える前後の測定を行えば、個人差は除去できて正確な変化が検討できます。

　変数の対応とは、同じ内容で2回測定を行う、または同じ内容を2つの異なった角度から測定する場合と考えてください。解析にあたっては、できるだけ対応のある分析をしたほうが、少ないデータ数で有意差を検出することができます。

> **例題** 対応の有無

下記の内容は対応があるか。
1. 同一人物での左右の握力差
2. 勤務に対する自己評価と上司の評価
3. 看護方式変更前後の仕事に対する満足度

●解説

1.は，同一人物の左右差ですので対応があります。2.は，同一人物ではありませんが対応があります。3.は，同じ人に看護方式変更前後で2回アンケート調査をすれば，対応があります。

検定手法の選び方

今まで述べた変数の尺度と対応の有無をもとに，統計解析の手法を分類すると，**表 1-2**のようになり，どの手法を選べばよいかが自動的に決まります。

なお，間隔・比例尺度で，変数の分布が正規分布と見なせない場合は，順序尺度として解析をします。また4段階の順序尺度の満足度を4種類の名義尺度（類別尺度）として解析することも可能です。このように変数の尺度を1つ下のもの（表 1-2 でいえば左隣）に落として解析してもかまいませんが，その分，情報が失われるので，群の間の差が検出しにくくなる欠点があります。

なお，私が今まで相談にのった研究の初心者の方の解析の大半は，**表 1-2** の で示した手法を用いていました。 で示した検定法は，そのなかでも頻度の多かったもの， で示した検定法は，それよりは頻度が少なかったものです。そのため，本書では， で示した，1試料 χ^2 検定，2試料 χ^2 検定，McNemar

表 1-2 統計解析の手法の選択法

	名義尺度（類別尺度）	順序尺度 間隔・比例変数でも正規分布と見なせない場合	間隔・比例尺度 正規分布と見なせる場合
1試料	2項検定法 1試料 χ^2 検定	Kolmogorov-Smirnov の 1 試料検定 1 試料連検定	正規分布による検定 1 試料 t 検定
独立した 2試料	Fisher の直接確率検定 2 試料 χ^2 検定	Mann-Whitney の U 検定 （Wilcoxon の順位和検定） 2 試料中央値検定 Kolmogorov-Smirnov の 2 試料検定 2 試料連検定 Moses の検定	対応のない t 検定
対応のある 2試料	McNemar 検定	Wilcoxon の符号付順位和検定 符号検定	対応のある t 検定
独立した 多試料	多試料 χ^2 検定	Kruskal-Wallis の検定 多試料中央値検定	1 元配置分散分析 2 水準の比較の諸法
対応のある 多試料	Cochran の Q 検定	Friedmann の検定	繰り返しのない 2 元配置分散分析 繰り返しのある 2 元配置分散分析

* Mann-Whitney の U 検定法と Wilcoxon の順位和検定報は本質的には同じものである。
*   は，本書で説明する統計解析手法。筆者がこれまで相談にのった研究で，多く用いられていた手法を で，それより頻度は少ないがよく用いられていた手法を で示す。

検定，Mann-Whitney の U 検定，Wilcoxon の符号付順位和検定，対応のない t 検定，対応ある t 検定のみを解説します．

おわりに 本項で説明した変数の尺度と対応を理解し，かつ手もとに**表 1-2** の選択法の表をおいておけば，この先で検定手法の選び方に迷うことはなくなります．まずは，自分でデータを集め，上記の表に合てはめて解析を行って，統計解析手法に慣れてください．

2　2試料 χ² 検定

はじめに　2試料 χ² 検定は，2つの変数の間で関連があるか，つまり両者の独立性を検討します。この手法は，原理的には，実測値と期待される値(期待度数)の差の2乗を期待度数で割ったものの総和が χ² 分布することを利用して検定を行います。例を挙げれば，中学校のクラスで，修学旅行に行く場所について男女別で賛成反対を集計するとき，イタリアンレストランで，パスタの種類とソースの種類を選ぶときなど，実生活でもいろいろな例が挙げられます。

2試料 χ² 検定は，データを集計した 2×2 の 4 分表で検討する例が多く，非常に多くの研究に使われています。そのため，研究の初心者の方が最初にマスターしたい手法です。

チェックポイント
- ▶変数は名義尺度か。
- ▶群の間で対応はないか。
- ▶2群の変数間での独立性を知りたいか。

χ² 検定とは

χ² 検定は，集計表の各セルで実際に測定した値と期待される値(**期待度数**ともいう：もし関連性がなかったらこうなるだろうという値)の差の2乗を期待度数で割ったものの総和(χ² 値)が χ² 分布することを利用して検定を行います。実際には自分の求めた χ² 値が χ² 分布のグラフ(図 2-1)でどの位置にあるかを知り，それ以上になる確率，つまり，全体のグラフの面積に対するそれ以上の値をとるグラフの面積はどの程度かを用いて検定を行います。

基本的な χ² 検定──イッキ飲みは男らしい？

新人歓迎会，忘年会の季節には，イッキ飲みで学生が救急搬送されるケースを多く見ます(もちろん未成年の飲酒は法律で禁止されています)。イッキ飲みによる悲惨な死亡事故をなくすため，特定非営利活動法人アスクは，長年にわたって学生にイッキ

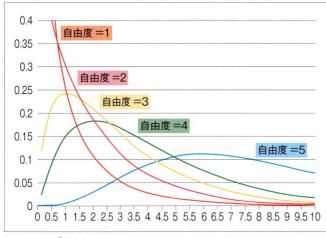

自由度とは，いくつの値までわかれば全体がわかるかという値(95, 97ページで解説)。

図2-1　χ^2分布

飲み防止のキャンペーンを行ってきました。本書の初版が発行された2001年度に，筆者はアスクとともに「隠れアルハラ度チェックリスト」の調査結果の解析を行いました。その後も，イッキ飲みによる死亡事故はあとを絶たず，その詳細はWEB上で知ることができます。一度，それらの例も調べてください。さて，2001年当時のアンケートの質問は，**表2-1**に示す11項目で，学年，性別などの基本的な項目とともに各質問に回答してもらいました。

表2-1　「あなたの隠れアルハラ度」アンケートの質問項目

質問項目
1. 飲み会を盛り上げるために"イッキ"は必要。
2. 相手にアルコールをすすめるのは「礼儀」だ。
3. 訓練すればアルコールに強くなる。
4. みんなで酔っぱらってこそ連帯感が生まれる。
5. 相手の本音を聞こうと思ったらまず飲ませるのが得策。
6. 飲めない男性は，なんだか男らしくない。
7. 乾杯は必ずアルコールですべきだ。
8. 酔いつぶしても，吐かせるか寝かせておけば大丈夫だ。
9. 女性がお酌するのは当たり前だ。
10. 未成年でもほんの少しなら飲ませてもかまわない。
11. 「あのときは酔っていたから」と言い訳することが多い。

(特定非営利活動法人アスク：アルコール関連問題〔https://www.ask.or.jp/article/alcohol/ アルコール関連問題を知ろう / イッキ飲み・アルハラ /「あなたの隠れアルハラ度」アンケート調査結果〕〔参照 2018-09-14〕による)

この質問に対して，ある大学の1年生の女性で，「1. 飲み会を盛り上げるために"イッキ"は必要」と答えたものと，「6. 飲めない男性は，なんだか男らしくない」と答えたものの間に関連はあるか，を調べてみます。実際には，回答を後述するピボットテーブルで集計してから解析を行います(**表2-2**)。

> **仮説**
- H_0：1年生の女性で，「1. 飲み会を盛り上げるために"イッキ"は必要」と答えた者と「6. 飲めない男性は，なんだか男らしくない」と答えた者の間に関連性は認められない。
- H_1：1年生の女性で，「1. 飲み会を盛り上げるために"イッキ"は必要」と答えた者と「6. 飲めない男性は，なんだか男らしくない」と答えた者の間に関連性が認められる。

表2-2 のようにまとめた2×2のクロス集計表は4分表とよばれます。また，4分表の一般形，その期待度数は，表2-3 に示す式で表現できます。

表2-2　1年生女子で「イッキは必要」と考える者と，「飲めないのは男らしくない」と考える者の関係

イッキは必要	飲めないのは男らしくない		計
	はい	いいえ	
はい	23	39	62
いいえ	36	132	168
計	59	171	230

表2-3　4分表の一般形と期待度数

イッキは必要(問A)	飲めないのは男らしくない(問B)		計
	はい(B1)	いいえ(B2)	
はい(A1)	23(a)	39(b)	62($a+b$)
いいえ(A2)	36(c)	132(d)	168($c+d$)
計	59($a+c$)	171($b+d$)	230($n=a+b+c+d$)

表2-2を一般形に

4分表の一般形

問A	問B		計
	B1	B2	
A1	a	b	$a+b$
A2	c	d	$c+d$
計	$a+c$	$b+d$	$n=a+b+c+d$

期待度数

問A	問B		計
	B1	B2	
A1	(a の期待度数) $(a+b)\times\dfrac{a+c}{n}$	(b の期待度数) $(a+b)\times\dfrac{b+d}{n}$	$a+b$
A2	(c の期待度数) $(c+d)\times\dfrac{a+c}{n}$	(d の期待度数) $(c+d)\times\dfrac{b+d}{n}$	$c+d$
計	$a+c$	$b+d$	$n=a+b+c+d$

図 2-2 に期待度数の計算結果を示します。この場合の a の期待度数は「問 A：イッキは必要」の答え「はい(a)」「いいえ(c)」にかかわらず，全体では「飲めないのは男らしくない」と考える者とそうでない者の比率が 59：171 であるので，その比率で行の合計の 62 と 168 を 59：171 で比例配分して求めた数値です。

もう少し詳しく書くと，全体で「飲めないのは男らしくない」に「はい」と言う人の割合は，$(a+c)/n=59/230=0.2565$ になります。もし帰無仮説(H_0)が正しければ，「イッキは必要」が「はい」の人で，「飲めないのは男らしくない」に「はい」と言う人は，$(a+b) \times (a+c)/n = 62 \times 0.2565 = 15.9$ に近い人数になるはずです。これが期待度数です。

ここで，図 2-2 の右端に「計」の棒グラフを示したのに注目してください。「計」の棒グラフは，もし，「飲み会を盛り上げるためにはイッキは必要」の答え，「はい」「いいえ」の違いがない場合の，「飲めないのは男らしくない」に対して「はい」と「いいえ」を言う人の割合を示しています。もし，「はい」「いいえ」のグラフと，「計」のグラフが大きく異なる（上下の 2 群の境目が大きく異なる）場合は，検定結果に有意差が生じる可能性が高くなります。

さて，表のなかで**期待度数と観測度数との隔たりの合計を χ^2 値**とよび，**(観測度数－期待度数)^2/ 期待度数の合計**で求めます。図 2-2 は 2×2 の表ですが， χ^2 値の求

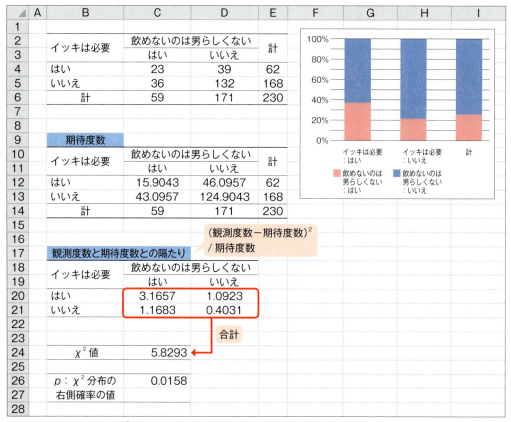

図 2-2　期待度数から χ^2 値を求める

め方は，縦方向の要素数を K，横方向の要素数を L としたときの $K×L$ の表にも拡張できます。

図 2-2 に記入した数式の表現を図 2-3 に示します。

	A	B	C	D	E	F
1						
2		イッキは必要	飲めないのは男らしくない		計	
3			はい	いいえ		
4		はい	23	39	62	
5		いいえ	36	132	168	
6		計	59	171	230	
7						
8						
9		期待度数				
10		イッキは必要	飲めないのは男らしくない			
11			はい	いいえ		
12		はい	=E6*(C6/E6)*(E4/E6)	=E6*(D6/E6)*(E4/E6)		
13		いいえ	=E6*(C6/E6)*(E5/E6)	=E6*(D6/E6)*(E5/E6)		
14						
15						
16						
17		観測度数と期待度数との隔たり				
18		イッキは必要	飲めないのは男らしくない			
19			はい	いいえ		
20		はい	=(C4-C12)^2/C12	=(D4-D12)^2/D12		
21		いいえ	=(C5-C13)^2/C13	=(D5-D13)^2/D13		
22						
23						
24		χ^2 値	=SUM(C20:D21)			
25						
26		p：χ^2 分布の	=CHISQ.DIST.RT(C24,1)			
27		右側確率の値	χ^2 値　　自由度			
28						

図 2-3 期待度数などを数式で表現する

計算の結果，χ^2 値は 5.8293 となります。χ^2 分布の右側確率の値，p 値は CHISQ.DIST.RT(χ^2 値，自由度) で求められます。その値を有意水準 $\alpha = 0.05$ もしくは 0.01 と比較して検定を行います。

ここで示した，**自由度**とは，いくつの値までわかれば全体がわかるかという値です。もし学校のクラスの人たちに血液型を聞く場合，A 型，B 型，AB 型の人数がわかれば，残りの人は自動的に O 型になります。このような場合の自由度は 3 となります。2×2 の表の場合，縦計，横計が決まっていますので，1 か所の値がわかれば残りは求まりますので，自由度は 1 になります。

もし分割表の大きさを $K×L$ とすると，その自由度は $(K-1)×(L-1)$ で定義されます。そのため，4 分表の場合は $(2-1)×(2-1)$ で 1 となります。後述する 1 試料 χ^2 検定では，前述の血液型の場合と同じに考え，自由度は要素の数 − 1 の値になります。

χ^2分布の右側確率の求め方

図2-3に示したようにχ^2分布の右側確率pはCHISQ.DIST.RT関数で求められ，その値は0.0158になります。したがって，有意水準0.05で帰無仮説H_0は棄却され，1年生の女子の間では「場を盛り上げるためにイッキ飲みが必要」と考えているものと，「飲めないのは男らしくない」と考えている者の間には関連性があるといえます。

Excelがない場合にχ^2分布の右側確率pを求めるには，巻末のχ^2分布の表(192ページ)を使います。自由度nのχ^2値がα以上になる確率を$\chi^2_n(\alpha)$で表現すると，巻末のχ^2分布の表にはこの$\chi^2_n(\alpha)$が表示されています。今回の例で$\chi^2_1(0.05)=3.841$，$\chi^2_1(0.01)=6.635$，求めたχ^2値は5.8293ですから，有意水準0.05で帰無仮説を棄却することになります(図2-4，2-5)。

なお，2×2の4分表のχ^2検定の場合，$\chi^2_1(0.05)=3.841 \fallingdotseq 4$と覚えておきましょう。そうすれば，4より大きいか否かで自由度1のχ^2検定で有意か否かを判断できます。同様に，$\chi^2_1(0.01)=6.635 \fallingdotseq 7$，$\chi^2_1(0.001)=10.828 \fallingdotseq 11$と覚えておくのもおすすめです。

自由度	$\alpha=0.2$	$\alpha=0.1$	$\alpha=0.05$	$\alpha=0.02$	$\alpha=0.01$
1	1.642	2.706	3.841	5.412	6.635
2	3.219	4.605	5.991	7.824	9.21
3	4.642	6.251	7.815	9.837	11.345
4	5.989	7.779	9.488	11.668	13.277

図2-4　χ^2分布の表の見方

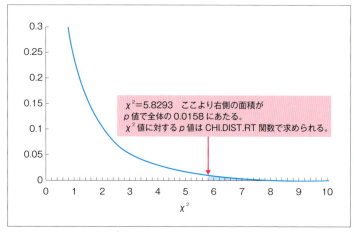

図2-5　自由度1のχ^2分布

χ^2 分布の自由度について少し考える

4分表で横の合計，縦の合計が前もって決まっているときは，自由度 = 1 となります。ある日，私はどのような例が自由度1に当てはまるかを考えると，あまり実生活では存在しないのではないか，と思うようになりました。たとえば，観光地のドライブインで食材の準備の関係で，洋食100人，和食100人しか準備できない。そこに来るお客さんは，A観光会社100人，B観光会社100人しか対応しない。その場合，もしA観光会社が和食10食を注文すれば，自動的に，A観光会社の洋食は90人。B観光会社の和食は90人，洋食10人となります。同じように，飛行機の機内食でチキン50食，ビーフ50食を準備して，右側の座席50人，左側の座席50人を配るときも同じような話になります。つまり，実社会の例では，かなり制限が厳しいときに，このような自由度1の状態になると考えられます。

一方，χ^2検定をするときは，実測した観測値の縦計，横計が固定されているときに，観測したデータの分布が自由度1の状態と考えて解析をする，というあとから条件をつけた形になっています。ある意味，条件をあとからつけて解析しているのです。

楽に p 値を求めるには

Excel では，観測度数と期待度数から p 値を一挙に求める CHISQ.TEST 関数があり図 2-6 にその例を示します。

	A	B	C	D	E	F
1						
2		イッキは必要	飲めないのは男らしくない		計	
3			はい	いいえ		
4		はい	23	39	62	
5		いいえ	36	132	168	
6		計	59	171	230	
7						
8						
9		期待度数				
10		イッキは必要	飲めないのは男らしくない		計	
11			はい	いいえ		
12		はい	15.9043	46.0957	62	
13		いいえ	43.0957	124.9043	168	
14		計	59	171	230	
15						
16						
17						
18		p：χ^2分布の	0.0158	=CHISQ.TEST(C4:D5,C12:D13)		
19		右側確率の値				
20						
21						

図 2-6　CHISQ.TEST 関数の例

ただし，χ^2 検定では観測度数と期待度数の差が大事な情報です。CHISQ.TEST 関数ではこの大事な情報が抜けてしまいます。ですから χ^2 検定に慣れない間は，便利な CHISQ.TEST 関数の使用はあまりおすすめしません。

4分表での簡便な χ^2 値の求め方

4分表の場合にのみ，以下の数式で χ^2 値を求められます。複雑に見えるこの式も，実は表2-3（93ページ）に示した期待度数の式を使って，（観測度数 − 期待度数）²／ 期待度数の合計を求める計算を通分した形になっています。この値は簡単に Excel のセルの計算や電卓で求めることができますので，一度これで χ^2 値を求めたあとで，CHISQ.DIST.RT 関数で検定を行ってもかまいません。

$$\chi^2 \text{値} = \frac{n(ad-bc)^2}{(a+b)(a+c)(b+d)(c+d)}$$

$$= \frac{230*(23*132-39*36)*(23*132-39*36)}{(23+39)(23+36)(39+132)(36+132)}$$

$\chi^2 \text{値} = 5.8293$

χ^2 検定の使用上の注意

大規模な標本数の場合に χ^2 検定を行っていいのか

病院全体の入院患者数など，多くの数に χ^2 検定を行うと，頻繁に有意差が出てしまいます。これは，（観測度数 − 期待度数）²／ 期待度数の値が，標本の数に比例して大きくなることに起因します。そもそも χ^2 分布は，母平均 0，母分散 1 である標準正規分布に従っている変数から n 個の標本を"無作為"に抽出したもの，という条件がつきます。そのため，入院患者全体などに χ^2 検定を当てはめるのに無理があるのです。

ある意味では χ^2 検定は有意差を敏感に検出しすぎるので，大規模なデータ数の解析には向かないともいえます。χ^2 検定をはじめとする推測統計学でデータの数をどの程度集めればよいかという「例数設計」，あるいは，求めるべき値の違いを正規化した「効果量」については統計の専門書を参考にしてください。

セルの度数はどれくらい必要か

少なくとも 1 つのセル（升目）の期待度数が 5 以下の場合は，次に述べる Yates（イエーツ）の補正か Fischer（フィッシャー）の正確確率計算法（直接確率計算法ともいう，本書では扱いません）を用いる必要があります。研究の初心者の方が χ^2 検定をするときは，1 つのセルの度数が最低 5，その 4 倍で 20，余裕をみて最小でも 30 はデータを集めるとよいでしょう。

Yates の補正

4分表の χ^2 値は簡単に求められることを既に示しました。しかし，求めた値が実際の χ^2 分布の値とずれてしまうことが知られています。これは計算した χ^2 値が飛び飛びの値しかとらない(不連続分布)にもかかわらず，連続分布(χ^2 分布)を当てはめるため，偏りが生じるからです。その結果，実際には有意でないのに有意であるとの結論を出す可能性があり，この現象はセルの期待度数が5以下のときから顕著になります。

そのような場合は，Yates の補正を行います。Yates の補正は χ^2 検定を厳しく判定する効果があるため，全体の度数が 50 以下の場合は Yates の補正をするという立場をとる方もいます。実際には，Yates の補正を χ^2 検定を行うときに常に実施しても問題はないでしょう。Yates の補正を行う計算式は，下記のようになります。

Yates の補正

$$\text{補正済} \chi^2 \text{値} = \frac{n(|ad-bc|-\frac{n}{2})^2}{(a+b)(a+c)(b+d)(c+d)}$$

＊ $n = a+b+c+d$，$|ad-bc|$ は $ad-bc$ の絶対値。

例題 皮膚のかぶれと剥離剤の関連性

以前，心臓カテーテル検査で入院してくる大部分の患者は，鼠径部からの穿刺を行い，検査終了後の止血のために粘着性弾力包帯での圧迫固定が行われていた。安静解除としてテープ剥離を行ったのち，瘙痒感，疼痛感，熱感を訴える患者が多かった。そこで，テープ剥離に用いているベンジンが皮膚のかぶれの原因になったのではないかと考え，剥離剤としてオリブ油とベンジンを使用したときで皮膚のかぶれに差があるかを検討した。皮膚のかぶれの有無と剥離剤の関係を図 2-7 に示す。

(仮説)

H_0：剥離剤の種類とかぶれの有無の間に関連性は認められない。
H_1：剥離剤の種類とかぶれの有無の間に関連性が認められる。

	A	B	C	D	E
1					
2		剥離剤	かぶれの有無		計
3			あり	なし	
4		オリブ油	4	16	20
5		ベンジン	16	4	20
6		計	20	20	40
7					

図 2-7　皮膚かぶれの有無と剥離剤の関係

● 解説

図 2-7 の例を Yates の補正を用いて計算してみましょう。Excel のワークシートを用いて計算を行うと図 2-8 のようになり，補正済 χ^2 値は，12.1 となります。よって，H_0 は棄却され，剝離剤の種類とかぶれの有無の間に関連性が認められるということになります。

	A	B	C	D	E	F	G	H	I	J	K
1											
2		剝離剤	かぶれの有無		計		問 A	問 B		計	
3			あり	なし				B1	B2		
4		オリブ油	4	16	20		A1	a	b	$a+b$	
5		ベンジン	16	4	20		A2	c	d	$c+d$	
6		計	20	20	40		計	$a+c$	$b+d$	n	
7										$n=a+b+c+d$	
8											
9											
10		n		40							
11		$ad-bc$		-240							
12		$n/2$		20							
13											
14		分子部分		1936000							
15		分母部分		160000							
16											
17		補正済 χ^2 値		12.1							
18											

Yates の補正の計算式

$$\frac{n(|ad-bc|-\frac{n}{2})^2}{(a+b)(a+c)(b+d)(c+d)}$$

図 2-8　Yates の補正の計算

多試料 χ^2 検定法

χ^2 値は，(観測度数—期待度数)^2/ 期待度数 の合計で求めるのが基本で，このことさえ頭に入っていれば，どのような表，つまり多試料のときも χ^2 検定が簡単にできます。

例題　「隠れアルハラ度」に関する調査での学年と回答の関連

前述の「隠れアルハラ度」に関する調査（表 2-1）(92 ページ)のなかで，「未成年でも少しならアルコールを飲ませてもかまわない」と答えた者の学年別の人数は図 2-9 のようになった。この結果から，学年と回答の間に関連があるといえるか。

(仮説)

H_0：学年と「未成年でも少しならアルコールを飲ませてもかまわない」，と言う者の間に関連はない。

H_1：学年と「未成年でも少しならアルコールを飲ませてもかまわない」，と言う者の間に関連はある。

	A	B	C	D
1				
2	学年	未成年も少しなら飲ませてもかまわない		計
3		はい	いいえ	
4	1年	36	24	60
5	2年	15	10	25
6	3年	14	17	31
7	4年	12	12	24
8	計	77	63	140
9				
10				

図 2-9 「未成年でも少しならアルコールを飲ませてもかまわない」と答えたものの学年別の人数

● 解説

全体の傾向を把握するためにグラフを作成します。χ^2 検定は，頻度のずれを見るので 100% 積み上げ棒グラフ（図 2-10）を作成すると，有意差の有無の見当がつきます。

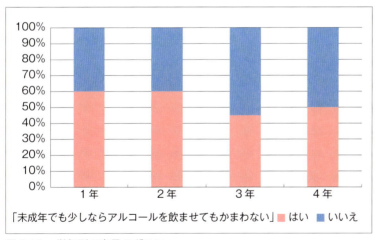

図 2-10 学年別の意見のグラフ

この例では，3 年生以上になると「はい」と答えるものが減少しています。成人式の前後で，アルコールに対する意識の変化が生じているとも考えられるので，実際に計算をしてみましょう（図 2-11）。

これから，p：χ^2 分布の片側確率の値を求めると，$p=0.5099$ となります。したがって"H_0：学年と「未成年でも少しならアルコールを飲ませてもかまわない」，という者の間に関連はない"を棄却できません。

	A	B	C	D	E
1					
2	学年	未成年も少しなら飲ませてもかまわない		計	
3		はい	いいえ		
4	1年	36	24	60	
5	2年	15	10	25	アンケート結果
6	3年	14	17	31	
7	4年	12	12	24	
8	計	77	63	140	
9					
10	学年	未成年も少しなら飲ませてもかまわない			
11		はい	いいえ		
12	1年	33.00	27.00		
13	2年	13.75	11.25		期待度数
14	3年	17.05	13.95		
15	4年	13.20	10.80		
16					
17	学年	未成年も少しなら飲ませてもかまわない			
18		はい	いいえ		
19	1年	=D8*(B8/D8)*(D4/D8)	=D8*(C8/D8)*(D4/D8)		
20	2年	=D8*(B8/D8)*(D5/D8)	=D8*(C8/D8)*(D5/D8)		期待度数の求め方
21	3年	=D8*(B8/D8)*(D6/D8)	=D8*(C8/D8)*(D6/D8)		
22	4年	=D8*(B8/D8)*(D7/D8)	=D8*(C8/D8)*(D7/D8)		
23					
24	p：χ^2分布の片側確率の値	0.5099	=CHISQ. TEST(B4:C7,B12:C15)		
25					
26					

図 2-11　期待度数，χ^2 分布の片側確率の値を求める

演習問題

問題　目玉焼きに何をかけるか。

普段の食事によく出てくる料理の 1 つに，目玉焼きがある。これにかける調味料に違いはあるのだろうか。図 2-12 に示すデータは著者が担当した大学 1 年生 109 名に，「普段目玉焼きにかける調味料は何ですか」と質問した例である。最初は上側に示した「もとの値」のように，醤油からその他までの 6 種類の選択肢に対する回答が得られた。しかし，醤油に回答が集中したので，醤油と醤油以外に分けて，中段に示すように再集計した。再集計の結果から，男女で調味料の選び方に違いがあるといえるだろうか。

（仮説）

H_0：男女による調味料の選び方に違いはない。

H_1：男女による調味料の選び方に違いがある。

● 解説

全体の傾向は図 2-13 に示すグラフのようになります。

図 2-13 を見ると，男女の間でかなり違いがみられ，また，図 2-12 より，$p = 0.00336$ で有意差は存在します。したがって，もし，男性が多い校舎であれば，学生食堂のテ

	A	B	C	D	E	F	G	H	I	J	K	L
1												
2		もとの値		醤油	塩	ソース	ケチャップ	マヨネーズ	その他	計		
3			女	19	6	6	3	1	10	45		
4			男	45	5	2	3	2	7	64		
5			総計	64	11	8	6	3	17	109		
6												
7		観測度数		醤油	醤油以外	計						
8			女	19	26	45						
9			男	45	19	64						
10			総計	64	45	109						
11												
12				醤油	醤油以外	計						
13		期待度数	女	26.42	18.58	45		=F8*D10/F10		=F8*E10/F10		
14			男	37.58	26.42	64		=F9*D10/F10		=F9*E10/F10		
15												
16		期待度数と		醤油	醤油以外	計						
17		観測度数の	女	2.08	2.97			=(D8-D13)^2/D13		=(E8-E13)^2/E13		
18		隔たり	男	1.47	2.08			=(D9-D14)^2/D14		=(E9-E14)^2/E14		
19												
20												
21			χ^2 値	8.60	=SUM(D17:E18)							
22			p 値	0.00336	=CHISQ.DIST.RT(D21,1)							
23												

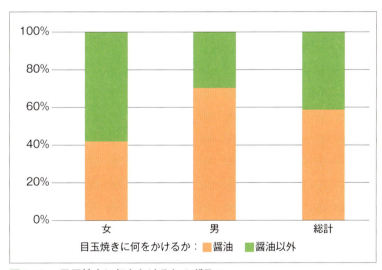

図 2-12　男女による目玉焼きにかける調味料の違い

図 2-13　目玉焼きに何をかけるかのグラフ

ーブルの調味料は醤油が多いほうが，利用者にとって便利と考えられます。

実は，この調査には，いくつか研究の限界，つまり，調査において筆者が認識している不足点が存在します。

対象としたのは筆者が勤務している体育学部で，かなり体力を使う学生が多い学部です。そのため，必然的に味が濃いものを好むケースが増えて醤油を選んだという点

が考えられます．また，調査対象とした学生食堂で，学生が自由に使える調味料は，醤油，塩，ソースでした．その関係で，醤油が多くなったとも考えられます．

したがって，調査開始時に，「普段目玉焼きにかける調味料は何ですか」と聞くのではなく，「朝ご飯の目玉焼きにかける調味料は何ですか」，もしくは，「現在，学生食堂で使用する目玉焼きにかける調味料は何ですか」，という点を聞くべきだったのでしょう．

問題　マンシェット圧迫による出血斑の有無

本書の初版出版の2001年当時，手術中の血圧測定による上腕の出血斑は，頻回に血圧測定を行う場合のマンシェットの圧迫によるものではないか，保護材の挿入によって出血斑を防げるのではないか，と考えた方がいた．そこで，保護材を挿入するか否かにより出血斑が生じるかどうかを検討した．その結果を図2-14に示す．両者の間に関連性はあるだろうか．

(仮説)

H_0：保護材の有無と出血斑の有無の間に関連はない．
H_1：保護材の有無と出血斑の有無の間に関連はある．

●解説

図2-14からわかるように，χ^2値は16.2435と大きな値をとります．その場合の片側確率は，$p = 0.0001$と小さな値をとなり，H_0は棄却され，H_1：保護材の有無と出血斑の有無の間に関連はある，が採択されます．したがって手術をしている最中に自動血圧測定を行う場合は，せめて保護材を入れる，マンシェットの巻き方を工夫するなどの配慮が必要となるということです．

	A	B	C	D	E	F
1	保護材の有無と出血斑の有無の調査結果					
2	保護材の有無	出血の有無		計		
3		あり	なし			
4	使用	24	100	124		
5	未使用	50	65	115		
6	計	74	165	239		
7						
8	解析結果					
9	χ^2値	16.2435	=D6*(B4*C5-C4*B5)^2/(B6*C6*D5*D4)			
10						
11	p：χ^2分布の	0.0001	=CHISQ.DIST.RT(B9,1)			
12	片側確率の値					
13						

図2-14　保護材と出血斑の有無

問題　血液型と性格

筆者が日本看護協会の講習会で参加者から集めたデータを図 2-15 に示す。現実派（現実に徹する）と理想派（理想を追い求める）の性格と血液型の分布に関連があるといえるだろうか。

(仮説)

H_0：性格と血液型の間に関連はない。
H_1：性格と血液型の間に関連はある。

● 解説

図 2-15 の解析結果からわかるように，χ^2 分布の片側確率の値は 0.168 ＞ 0.05 となるため，有意水準5％で H_0 を棄却できません。俗説で血液型と性格の関係が，まことしやかに語られています。しかし，言わせてもらえば，骨髄移植で血液型が変わったときに，性格は変わるでしょうか。神経質な方は骨髄移植が終わっても神経質だし，おおらかな方はそのままです。週刊誌などでの血液型と性格の関係の話題はもういいかげんにしてほしいものです。

	A	B	C	D	E	F	G	H
1		血液型と性格に関する調査結果						
2					血液型		計	
3		性格	A	AB	B	O		
4		現実派	45	14	21	36	116	
5		理想派	19	13	20	21	73	
6		計	64	27	41	57	189	
7								
8		解析結果						
9		期待度数						
10					血液型		計	
11		性格	A	AB	B	O		
12		現実派	39.2804	16.5714	25.1640	34.9841	116	
13		理想派	24.7196	10.4286	15.8360	22.0159	73	
14		計	64	27	41	57	189	
15								
16		$p：\chi^2$ 分布の	0.1682	=CHISQ.TEST(C4:F5,C12:F13)				
17		片側確率の値						
18								

図 2-15　血液型と性格の関係

問題　血液型と出身地

血液型と性格で用いたのと同じデータで，血液型と出身地の集計を行った結果を図 2-16 に示す。1 つの例として，どうも地域によって AB 型の分布に差があるようにも見える。はたして出身地と血液型の間に関連があるといえるだろうか。

(仮説)

H_0：出身地と血液型の間に関連がない。

H_1：出身地と血液型の間に関連がある。

● 解説

χ^2 分布の片側確率の値は 0.02 ＜ 0.05 となるため，有意水準 5％で H_0 を棄却できます（図 2-16）。しかし，西日本と東日本の境目はどこでしょうか。調査のときには大井川を境に東と西，つまり電源周波数が 50Hz と 60Hz の区域で分けるように依頼しましたが，どこまで参加者の方が注意したかは疑問です。

また，よく考えれば，両親が九州の出身で東京に出てきて，そこで子どもが生まれれば東日本出身となります。つまり，血液型は正確に測定できたとしても出身地の定義があいまいなため，この解析結果は，偶然 5％以下になったと考えるのが妥当です。

初心者の方は，得られた解析結果に有意差があるのに喜んで，その背景を深く考察しない場合が多くあります。仮に有意差があったとしても，それに本当に意味があるかよく考えるようにしてください。ここに示した性格と出身地の話は，調査票の記述に問題があった実例ともいえます。

	A	B	C	D	E	F	G	H
1		血液型と出身地に関する調査結果						
2					血液型		計	
3		出身地	A	AB	B	O		
4		西日本	16	16	13	20	65	
5		東日本	47	11	28	38	124	
6		計	63	27	41	58	189	
7								
8		解析結果						
9		期待度数						
10					血液型		計	
11		出身地	A	AB	B	O		
12		西日本	21.6667	9.2857	14.1005	19.9471	65	
13		東日本	41.3333	17.7143	26.8995	38.0529	124	
14		計	63	27	41	58	189	
15								
16		p：χ^2 分布の	0.0204	=CHISQ.TEST(C4:F5,C12:F13)				
17		片側確率の値						
18								

図 2-16　血液型と出身地の関係

おわりに　χ^2 検定は研究の初心者の方でも扱いやすい手法です。この手法をきちんとおさえておけば，かなりの量の解析ができて，説得力のあるプレゼンテーションやわかりやすい論文の作成に役だちます。データを集めるときは，1 つのセルの期待度数を 5 以上にするなどの基本をおさえておけば，結構役だちますので，この χ^2 検定は，研究の初心者の方にとって十分に活用できる方法です。

3 1試料 χ^2 検定

はじめに 1試料 χ^2 検定とは，用意した試料（自分の集めたデータなど）と既知の母集団，あるいは期待度数との間で比較するようなときに用いる方法です．2試料 χ^2 検定と同じく，観測度数と期待度数の差の2乗を期待値で割ったものの総和が χ^2 分布するのを利用して検定を行います．

チェックポイント
▶ 変数は名義尺度か．
▶ 変数の理論的な分布はわかっているか．
▶ 観測する度数が理論的な分布にあっているのを知りたいか．

マーゲンゾンデの自己抜去

手術後のマーゲンゾンデを自分で抜いてしまった患者さんが，2年間で，60歳以下は6人，60～69歳は6人，70～79歳は10人，80歳以上は2人いました（図3-1）．このデータから，高齢者になるほど，自分でマーゲンゾンデを抜去する人が多いといえるでしょうか．

	A	B	C	D	E	F	G
1							
2			年齢				
3		人数	<60	60-69	70-79	80 ≦	計
4		抜去した患者	6	6	10	2	24
5							

図 3-1 マーゲンゾンデの自己抜去の人数──オリジナルのデータ

この問題を病棟の看護師がもってきて，彼女たちは，「データから高齢者が自己抜去する率が高いといってよいのではないですか？」と言ってきました．しかし，こちらは，「何の分布と比べるのですか？」と問い返しました．この例では，長年の病院統計の試料から，当該病棟の患者年齢分布を，60歳未満：60～69歳：70歳以上で分けると，2：1：1の比率であるのがわかったので，それをもとに解析しました．

仮説

H_0：自己抜去の患者は当該病棟の患者年齢分布に従う。

H_1：自己抜去の患者は当該病棟の患者年齢分布に従わない。

　χ^2検定を行うときは，1つのセル（升目）の度数が5以下になってはいけません。今回の例では，80歳以上が2例しかありません。もし，どうしても5以下のセルをも対象にして解析を行うなら，Yatesの補正(99ページ)やFisherの正確確率計算法（一般の統計書参照）を用いますが，その詳細はここでは省きます。

　この例では，80歳以上の2人を70～79歳に含めて，70歳以上とし，期待度数を求めました(図3-2)。

	A	B	C	D	E	F
7						
8			年齢			
9		人数	<60	60-69	70 ≦	計
10		期待度数	12	6	6	24
11		観測度数	6	6	12	24
12		判明している年齢分布　2：1：1 より				

図3-2　マーゲンゾンデの自己抜去の人数と期待度数──修正した表

　おのおのの年代に関して，(期待度数−観測度数)^{2}と(期待度数−観測度数)^2/期待度数を求めます(図3-3)。

	A	B	C	D	E	F	G
14							
15						年齢	
16					<60	60-69	70 ≦
17		期待度数			12	6	6
18		観測度数			6	6	12
19		(期待度数−観測度数)^2			36	0	36
20		(期待度数−観測度数)^2/期待度数			3	0	6
21							

図3-3　必要な値を計算する

　ここで，(期待度数−観測度数)^2/期待度数の合計で定義されるχ^2値を求めます(図3-4)。1試料χ^2検定の場合，自由度は観測度数のセルの数−1(この場合は2)となります。

　自由度が2でχ^2値が9となるような片側確率pは，CHISQ.DIST.RT関数を用いて求められ，0.0111を得ます。これは有意水準5%よりも小さい値ですので，有意水準5%で帰無仮説H_0を棄却します。なお，CHISQ.TEST関数を用いると，観測度数と期待度数までを求めておけば，一度に検定が行えます。

	A	B	C	D	E	F	G	H	I
14									
15						年齢			
16					<60	60-69	70 ≦		
17		期待度数			12	6	6		
18		観測度数			6	6	12		
19		(期待度数－観測度数)^2			36	0	36		
20		(期待度数－観測度数)^2/ 期待度数			3	0	6		
21									
22		χ^2 値	9	=SUM(E20:G20)					
23		自由度	2						
24		p 値	0.0111	=CHISQ.DIST.RT(C22,C23)					
25		p 値	0.0111	=CHISQ.TEST(E17:G17,E18:G18)					
26									

オーソドックスに χ^2 値と自由度から求める方法

CHISQ.TEST 関数で求める方法

図 3-4　χ^2 値，p 値を求める

大安吉日と退院患者数

　ある病院の退院患者 783 人が，先勝，友引，先負，仏滅，大安，赤口と続く六曜のどの日に退院したかを調査したものを図 3-5 に示します。この調査結果から，六曜によって退院する人数に偏りがあるといえるかを解析します。なお，観測期間中の六曜の日数は同じでした。

仮説

H_0：六曜によって退院患者に偏りがない。

H_1：六曜によって退院患者に偏りがある。

	A	B	C	D	E	F	G	H
1								
2		先勝	友引	先負	仏滅	大安	赤口	合計
3	退院人数	131	131	127	112	162	120	783
4	在院日数の平均	28.4	28.9	27.1	24.8	33.67	27.3	
5								

図 3-5　六曜別の退院した患者の人数と在院日数の平均

　全体が 783 人なので，期待度数は 783/6=130.5 となります。各六曜の人数と期待度数の 130.5 で 1 試料 χ^2 検定を行ったところ，χ^2=11.1686，自由度 n=5，p=0.0481 となり，有意水準 5% で帰無仮説 H_0 を棄却できます（図 3-6）。

	A	B	C	D	E	F	G	H
1								
2		先勝	友引	先負	仏滅	大安	赤口	合計
3	退院人数	131	131	127	112	162	120	783
4	在院日数の平均	28.4	28.9	27.1	24.8	33.67	27.3	
5								
6	期待度数	130.5	130.5	130.5	130.5	130.5	130.5	
7								
8	全体の人数 /6	p値	0.04814	=CHISQ.TEST(B3:G3,B6:G6)				

図 3-6　検定結果

しかし，医療・病院管理の立場から言えば，何も有意水準 5％にこだわる必要はなく，大安に退院した患者の在院日数のみが長いことに注目すべきだと思います。本データは六曜による在院日数の延長を，我が国で初めて報告した田久・鈴木の報告（田久浩志・鈴木荘太郎：大安仏滅の在院日数に及ぼす影響．病院管理 35(4)：5-11，1998）を参考に作成しました。

1 試料 χ^2 検定と 2 試料 χ^2 検定の違い──スッピンの定義の男女差

あるテレビ番組で女性が何もお化粧をしない素顔のままのスッピンで接客するカフェを取り上げていました。そこのカフェでは，女性が眉毛を描くのとリップクリームは容認されていましたが，そのような容認を女性はスッピンの概念からみて，「あり」と考えるのが 25 人，「なし」と考えるのが 25 人でした。しかし，男性は，「あり」が 18 人，「なし」が 32 人でした。このような状態を解析するのは何検定になるでしょうか。

最初，私はこの問題は 2 試料 χ^2 検定だと思いましたが，よく考えると，そうともいいきれないのに気がつきました。女性の意見の 25：25 を基本として，男性の意見がどこまで変化すると考えると，この問題は 1 試料 χ^2 検定になります。基準の分布に対してここまで違えば差はあるか，という話は 1 試料 χ^2 検定，一定の人数のなかでの意見の違いは 2 試料 χ^2 検定となります（図 3-7）。

2 試料 χ^2 検定では p=0.157 となりますが，1 試料 χ^2 検定では p=0.048 となります。すなわち，1 試料 χ^2 検定では，女性の意見と比較して，男性の意見は異なるといえます。

	A	B	C	D	E	F	G	H	I	J
1										
2		1試料 χ^2 検定					2試料 χ^2 検定			
3			あり	なし				あり	なし	
4		女	25	25	50		女	25	25	50
5		男	18	32	50		男	18	32	50
6		計	43	57	100		計	43	57	100
7										
8							期待度数			
9								あり	なし	
10		χ^2 値の	1.96	1.96			女	21.5	28.5	
11		途中計算					男	21.5	28.5	
12										
13							χ^2 値の	0.57	0.43	
14							途中計算	0.57	0.43	
15										
16		χ^2 値	3.92				χ^2 値	1.999		
17		p 値	0.048				p 値	0.157		
18										

図 3-7　スッピンに対する男女の認識

1試料 χ^2 検定か対応のある t 検定か？──友だちと恋人とのプレゼント予算の違い

　4年生の女子看護学生129人にアンケートを行い，友だちと恋人とで，プレゼントの予算がどの程度異なるかを調べました（図3-8）。予算額として，0円～5,000円未満，5,000円～7,000円未満，7,000円以上の3段階とした場合，友だちと恋人で予算額に違いがあるかを検討します。

(仮説)

H_0：友だちか恋人かによってプレゼントの予算の分布に違いはない。
H_1：友だちか恋人かによってプレゼントの予算の分布に違いがある。

　この例は，同一人物で2回，すなわち，同一人物に友だちへのプレゼントの予算額と恋人へのプレゼントの予算額の双方を聞いていれば，対応のある t 検定（141ページ）で解析できました。

　しかし，この調査のときは，データに対して対応をとっておらず，かつ予算額も3段階で記録していました。そのため，今回は，友だちへのプレゼントの予算額を基準度数としたときの，1試料 χ^2 検定で検討しました（図3-8）。クラスのなかで，「友だちへのプレゼントの予算額が5,000円未満の人は挙手してください，では，そのなかで恋人のときの予算額が5,000円未満の人は」と，挙手で人数を数えるときなどがこのケースにあたります。

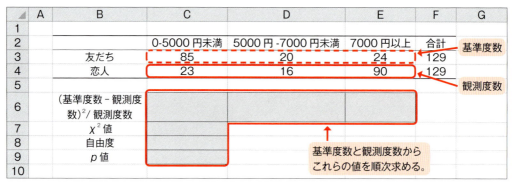

図3-8　友だちと恋人のプレゼント予算額に関するアンケート結果

　この場合，基準となる度数は，友だちの部分の，85人，20人，24人となりますので，それに対応する観測度数，23人，16人，90人の間でχ^2値を求めると，216.53となりました。自由度2の場合のp値を求めると，9.57E-48という結果が出ますが，これはエラーではありません。E-01は10の－1乗，つまり1/10の意味です。つまり，9.57E-48は，9.57/10^{48}の意味します。このように，きわめて小さな値をとるときにp値を標記する場合は，$p<0.0001$のように書くとよいでしょう。この例の場合，グラフを描くと図3-9の右側に示すように，恋人のプレゼントの予算は大半の人が7,000円以上を選んでいることがよくわかります。

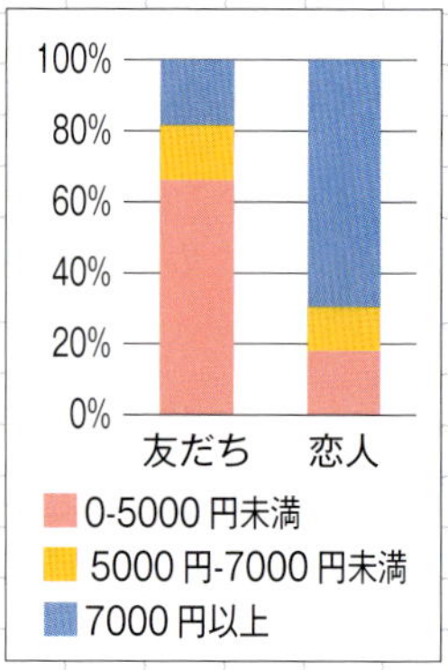

図3-9　友だちと恋人のプレゼント予算額のχ^2検定結果

例題　家族，友だち，彼氏でお化粧にかける時間の違い

　　＜ある日の姉と弟の会話＞
　　弟：おねえちゃん，今日はデートなの？
　　姉：えー，なんで，弟のあんたがわかるの？
　　弟：だって，お化粧にかける時間がえらく長いし，「お母さん，お母さん，着ていく

のはどっちがいい？」って何度も聞いてるもん。

姉：あ，ばれてる…。

　これは，ある看護学校で，身近なデータを解析する演習時で集めたデータ（図3-10）を参考に作成した例題である。家族を基準にしたときの，家族—友だち，および，家族—彼氏の場合で，お化粧にかける時間分布を 1 試料 χ^2 検定で解析しなさい。

	A	B	C	D	E	F	G
1							
2			1：0-30 分未満	2：30-60 分未満	3：60 分以上	合計	
3		家族	57	38	5	100	
4		友だち	12	65	23	100	
5		彼氏	4	32	64	100	
6							

図 3-10　お化粧にかける時間のアンケート結果

● 解説

　このアンケート結果を用いて作成したグラフを図3-11に，家族—友だちでの検定結果を図3-12に，家族—彼氏での検定結果を図3-13に示します。もとのグラフ（図3-11）が極端に分布の異なるものですので有意差は存在します。このデータでは明らかになりませんでしたが，お化粧をまったくしない方も数人存在しました。統計学は多様性をみる学問でもあります。レアなケースも当然存在ありうる，という点を頭に入れていろいろと対処すれば，「いつまで待たせるのよ！」などといったトラブルも少なくなると思われます。

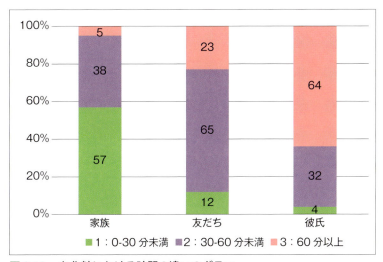

図 3-11　お化粧にかける時間の違いのグラフ

	A	B	C	D	E	F	G
1							
2			1：0-30分未満	2：30-60分未満	3：60分以上	合計	
3		家族	57	38	5	100	
4		友だち	12	65	23	100	
5							
6		(基準度数−観測度数)^2/観測度数	168.75	11.22	14.09		
7		χ^2値	194.05				
8		自由度	2				
9		p値	7.28E-43				
10							

図 3-12　家族と友だちでのお化粧にかける時間の違いの検査結果

	A	B	C	D	E	F	G
1							
2			1：0-30分未満	2：30-60分未満	3：60分以上	合計	
3		家族	57	38	5	100	
4		彼氏	4	32	64	100	
5							
6		(基準度数−観測度数)^2/観測度数	702.25	1.13	54.39		
7		χ^2値	757.77				
8		自由度	2				
9		p値	2.84E-165				
10							

図 3-13　家族と彼氏でのお化粧にかける時間の違いの検査結果

まとめ　1試料χ^2検定は，理論的にわかっている分布あるいは基準の分布と，測定した分布がどの程度一致するかをみる方法です．2試料χ^2検定に比較して楽な計算で求められるので，もっと活用されてもいいはずです．

　授業でデータを集めるときは，演習として，友だちと両親へのプレゼントの予算の違いなど，身の回りのことを題材に解析して，統計への興味を増すようにしてください．

4 McNemar 検定

はじめに 授業や講習などの前後で，同じ被験者に複数回調査を行い，回答の変化を検定するのを McNemar(マクネマー)検定といいます。たとえば，心肺停止に対する1次救命処置である BLS に関する教育の前後で，BLS の実施を自分自身の問題であると考えられるか否かを聞くなどがこの例にあたります。教育の前後で，「はい」のまま，あるいは「いいえ」のままは意味がなく，変化があった点，つまり「はい」→「いいえ」，もしくは「いいえ」→「はい」のみに注目して解析を行います。

チェックポイント
▶変数は名義尺度か。
▶変数は対応があるか。

McNemar(マクネマー)検定とは

一般的に，何かしらの教育の前後で変化のない部分が一定数あります。すなわち，最初からできているので「はい」のまま，教育を行ってもできないままなので「いいえ」のままの部分があります。したがって，教育効果をみるときはこの2か所は意味がありません。偶然で回答をすれば，「いいえ」→「はい」となった者と「はい」→「いいえ」となった者の数は等しいはずが，何らかの教育効果があれば，どちらかの変化に偏りが生じます。期待度数として $(b+c)/2$，つまり注目している2か所の平均を考えて χ^2 検定を行うのが McNemar 検定です。

この手法は2試料の χ^2 検定に似ていますが，**同一人物で対応がある**という点が異なります。単にデータの形式のみで統計手法を選ぶと，2試料 χ^2 検定を選んでしまい，間違えた解析を行うので注意が必要です。

たとえば，**表4-1** の「対応のない場合」の例では，講義前に「はい」と言った人数が少なかったものが，講義後では多くなっています。この「対応のない場合」では，$\chi^2 = 13.7$ となります。しかし，同じ数値の分布の「対応のある場合」では，$\chi^2 = 0.6$ と小さな値になります。ですので，データの形式で単純に統計手法を選ぶのでなく，対応の有無にも十分注意して統計手法を選びましょう。

この検定は，図4-1に示す記号を用いると，数式に示すχ^2値が自由度1のχ^2分布になることを理由にして検定を行います。このように，McNemar検定では，変化のあった場所の差の2乗を，変化のあった場所の和で割ればよいだけなので，電卓でも楽に計算ができます。

表4-1　間違えやすい例

●対応のない場合

	はい	いいえ	総計
講義前	16	27	43
講義後	33	10	43
総計	49	37	86

●対応のある場合

講義前	講義後		総計
	はい	いいえ	
はい	16	27	43
いいえ	33	10	43
総計	49	37	86

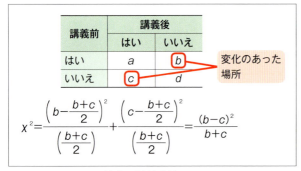

図4-1　McNemar検定の計算方法

BLSに関する講義前後での学生の意識の変化

図4-2は一次救命処置であるBLSに関する講義で，BLSを正しくパートナー，同級生，同僚に教えないと，自分が助からない，つまりBLSの教え方をを自分の問題としてとらえられるようになったか否かを，中学生・高校生に調査した例です。埼玉B高校，東京A高校，東京B高校，神奈川A中学の4校全体で，講義の前後で変化があったといえるでしょうか。

変数に対応をつけるには

McNemar検定は楽に計算できますが，1つ落とし穴があります。それは，どうやって変数に対応をつけるかという点です。調査票は無記名のものが多く，対応をつけるのが困難です。この問題は，対応のあるt検定，Wilcoxonの符号付順位和検定，McNemar検定など，対応のある検定に共通の問題ですので，ここで解説をしておきます。

	A	B	C	D	E	F	G	H	I
1	施設名	埼玉B高校				施設名	東京A高校		
2	対応の種類	(すべて)				対応の種類	(すべて)		
3									
4	データの個数 / ID-No	講義後				データの個数 / ID-No	講義後		
5	講義前	1:はい	2:いいえ	総計		講義前	1:はい	2:いいえ	総計
6	1:はい	15	1	16		1:はい	2	1	3
7	2:いいえ	18	9	27		2:いいえ	9	1	10
8	総計	33	10	43		総計	11	2	13
9									
10									
11	施設名	東京B高校				施設名	神奈川A中学		
12	対応の種類	(すべて)				対応の種類	(すべて)		
13									
14	データの個数 / ID-No	講義後				データの個数 / ID-No	講義後		
15	講義前	1:はい	2:いいえ	総計		講義前	1:はい	2:いいえ	総計
16	1:はい	2	1	3		1:はい	7	2	9
17	2:いいえ	6	3	9		2:いいえ	32	26	58
18	総計	8	4	12		総計	39	28	67

図 4-2　BLS に関する講義前後での学生の意識の変化

事前に調査票に番号をふる方法

　これは，前後の質問票を渡すときに，2枚の調査用紙に同じ番号をふっておく方法です．調査票にその番号さえふっておけば，あとで対応をとるのは簡単です．手間はかかりますが，確実な方法です．

学籍番号を入れてもらう方法

　人物を特定した解析しないことを言明したうえで，学籍番号を入れてもらう方法です．どうしても学籍番号を書きたくない人は，書かなくてもよい，としておきます．これは解析者にとっては，ほぼ確実に対応のある調査票を作成できる方法です．

表を加工して対応のあるデータを作る方法

　Excel でデータを解析する場合，**1行に1人のデータの記録**が原則で，対応のあるデータは左右に並べて記述します．そのため，1枚の調査票に2回のデータを記録する場合は，同一人物のデータを左右に記述できるので，解析すべきデータを楽に作成できます．

　しかし，調査の前後のデータを2枚の調査票で回答し，両者の間は共通の番号で対応づけられている場合は，対応のあるデータを作成するのが複雑になります．

　図 4-3 に示したのは，図 4-2 で学校別に示した例のもとのデータで，BLS に関する講義を行った前後で，BLS を自分の問題としてとらえられるようになったか否かを，中学生・高校生に調査した例です．通常，図 4-3 に示すようにデータを Excel の

表として記録しています。

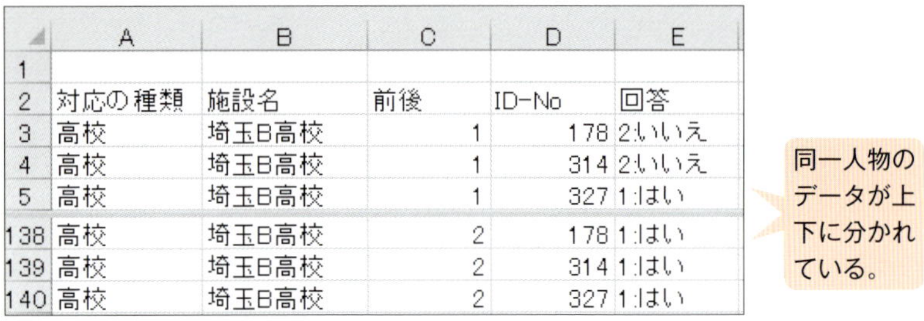

```
     A       B       C      D        E
1
2  対応の種類  施設名   前後    ID-No    回答
3  高校      埼玉B高校   1     178   2:いいえ
4  高校      埼玉B高校   1     314   2:いいえ
5  高校      埼玉B高校   1     327   1:はい
138 高校     埼玉B高校   2     178   1:はい
139 高校     埼玉B高校   2     314   1:はい
140 高校     埼玉B高校   2     327   1:はい
```

→ 同一人物のデータが上下に分かれている。

図 4-3　もとのデータ

このように同一人物のデータが上下に分かれているものを，講義前の回答と講義後の回答を横1列の左右に並べ，同一人物のデータを1行に示さなくてはなりません。このデータ操作は少々複雑なので，順を追って説明します。

図4-3のように，「対応の種類」として高校・中学の別，「施設名」に学校名，「前後」では1：講義前，2：講義後，「ID-No」として個人の識別番号，「回答」として1：はい，2：いいえ，が記録されているとします。

データ領域全体をドラッグして「並べ替えとフィルター」→「ユーザー設定の並び替え」を選び，「レベルの追加」を2回クリックし，「施設名」「ID-No」「前後」の順で並び替えを行います（図4-4）。

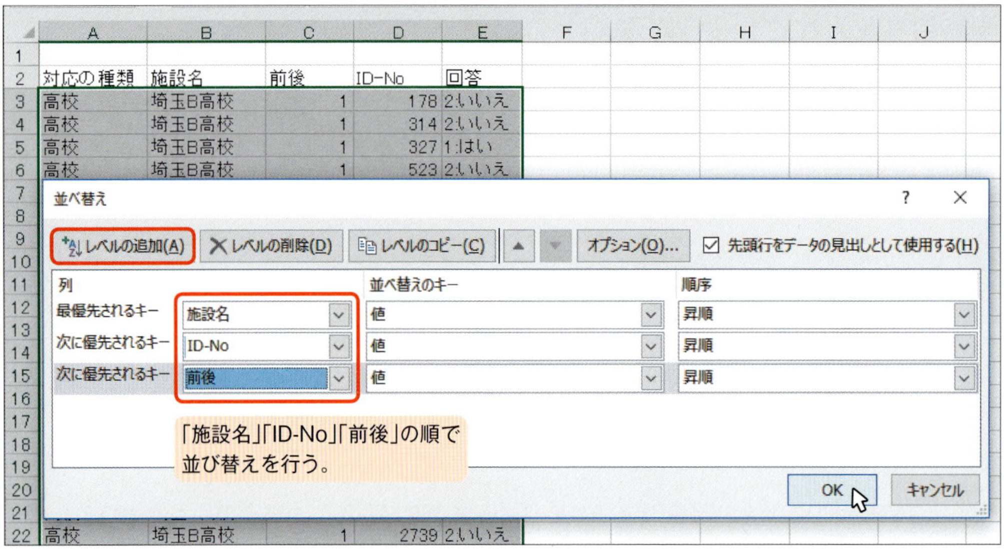

図 4-4　並び替えの設定

その結果，最初に同一人物の講義前の回答が，その次の行に講義後の回答が並びます。そこで，「回答」を「講義前」と変更します。

4. McNemar(マクネマー)検定

「講義前」の列の右側に「講義後」の列を作り，そのセルで1段下の「講義前」のセル(実際には「前後」= 2)の回答を参照するようにセルに式を入力します(図 4-5)。

	A	B	C	D	E	F
1						
2	対応の種類	施設名	前後	ID-No	講義前	講義後
3	高校	埼玉B高校	1	178	2:いいえ	=E4
4	高校	埼玉B高校	2	178	1:はい	
5	高校	埼玉B高校	1	314	2:いいえ	
6	高校	埼玉B高校	2	314	1:はい	
7	高校	埼玉B高校	1	327	1:はい	

「回答」を「講義前」と変更し，その右側に「講義後」の列を作る。

講義後の解答を参照するように式を入力し，下へドラッグしてコピーする。

図 4-5　講義後の回答を講義前の回答の横に並べる

「講義後」の式をすべてコピーして貼り付けたのち，データ領域全体を選び，ピボットテーブルを作成します。

フィルターの部分に「施設名」「対応の種類」「前後」を配置します。「前後」の値は「1」を選びます。

行に「講義前」，列に「講義後」，値に「ID-No」を配置します。「ID-No」は合計でなく，データの個数を表示するようにします(図 4-6)。

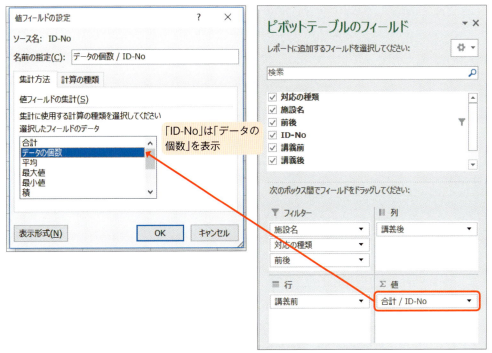

図 4-6　ピボットテーブルを作成し，「ID-No」は「データの個数」を表示する

ここまでの操作で，図4-7のように対応のあるデータでのピボットテーブル，つまり4分表が完成します。

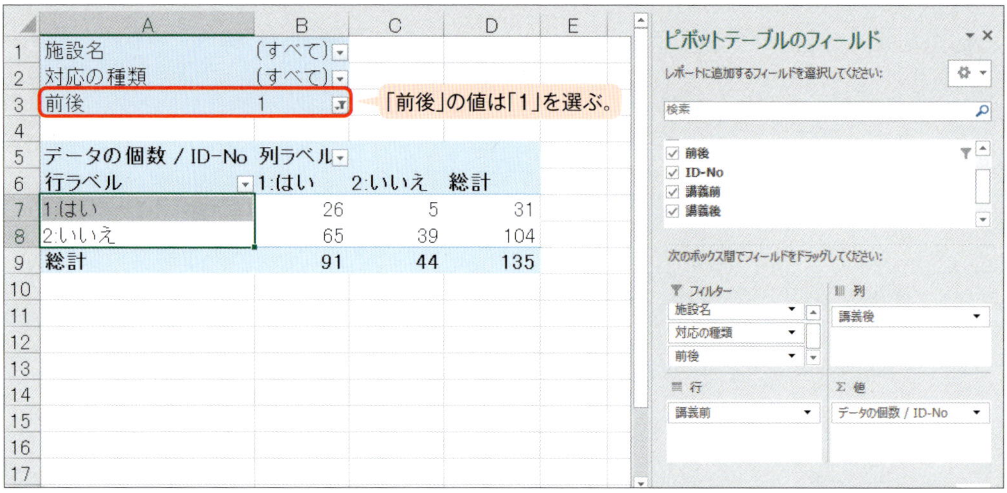

図4-7 対応のあるデータでの4分表

ピボットテーブルからの McNemar 検定

上記で作成したピボットテーブルの表をもとに，McNemar 検定を行います。まず McNemar の検定の計算式に従って式を入力します。p 値は，CHISQ.DIST.RT 関数

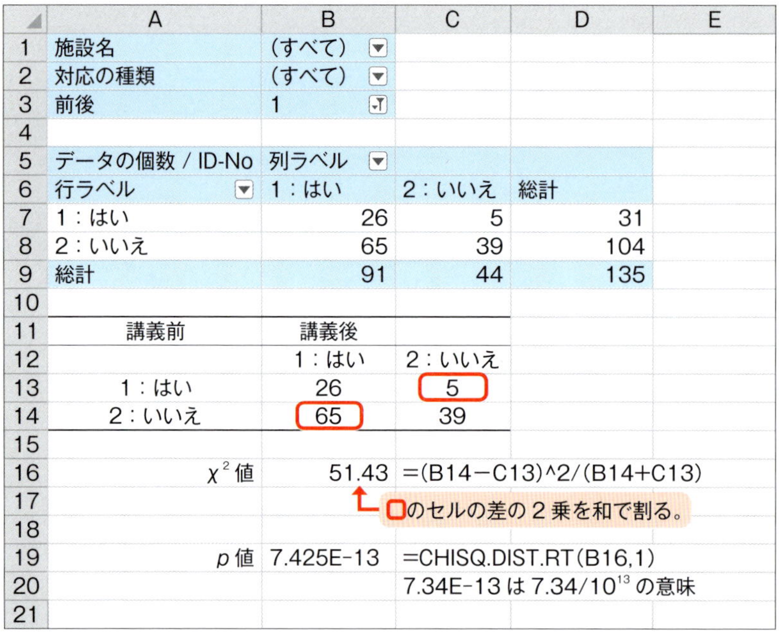

図4-8 χ^2 値，p 値の計算

を用いて求めます(図4-8)。なお，ここでCHISQ.DIST.RT関数の結果が7.43E-13と表現されますが，前述したようにエラーではありません(112ページ)。$7.43/10^{13}$の意味です。このように極端に小さな値の場合，検定の結果を示すときには$p<0.0001$のような表記をするのが一般的です。

この結果より，講義の前後で変化があったといえます。

図4-8に示したピボットテーブルで，上部に設定したフィルター部分で「施設名」「対応の種類」を選ぶことにより，各学校での講義の評価ができます。なお，4分表の場合，1つのセルの度数が5以下の場合には通常のχ^2検定が使えないように，Mcnemar検定の場合，$(b+c)/2$の値が5以下の場合はこの手法は使えず，次のようなYatesの補正を行います(図4-9)。ただ，そのような少ない頻度に検定をしても意味があるかは，事前に十分に検討してください。

講演前	講演後	
	はい	いいえ
はい	a	b
いいえ	c	d

Yatesの補正　補正済χ^2値$=\dfrac{(|b-c|-1)^2}{b+c}$

図4-9　McNemar検定でのYatesの補正

演習問題

問題 看護師の妻と夫の認識の違い

私が研究のお手伝いをしているT市民病院で，看護師の妻と一般の職業の夫との74組で，どのように考え方に違いがあるかを検討したかの結果を図4-10に示す。この結果から，どの項目で夫婦に認識の違いがあるといえるか，検討せよ。

● 解説

この問題のように夫婦間の認識の違いも対応のある場合なので，McNemar検定で解析できます。

・少しのことでは心配してくれない：χ^2値$=(11-7)^2/(11+7)=0.88$，　$p=0.348$
・夫は妻の夜勤を心配する：χ^2値$=(6-26)^2/(6+26)=12.5$，　$p=0.000407$
・夫婦の休みが合わない：χ^2値$=(17-13)^2/(17+13)=0.53$，　$p=0.467$

上記の結果より，「夫は妻の夜勤を心配する」で$p<0.001$で有意差があり，夫は妻の夜勤を心配しても，妻は夫がそのような心配をしているとは考えていないようです

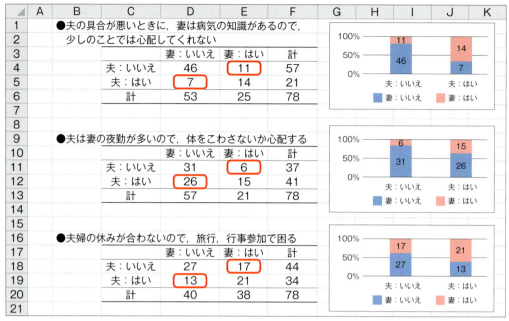

図 4-10　夫婦の認識の違い

ので，夫は妻の事を心配しているので，その点をもう少し認識するのがよいかもしれません。

また，「夫の具合が悪いときに，看護師の妻は病気の知識があるので，少しぐらい具合が悪くても心配してくれない」の場合，McNemar 検定の結果は有意でなくても，21/78 = 26.9%，つまり看護婦の夫の 1/4 は「具合が悪いときに心配してくれない」と答えています。妻が，「夫の具合は大丈夫だな」と思っても，しっかり心配してあげるのが夫婦円満の秘訣かもしれません。

> **問題**　BLS に関する講義前後での学生の意識の変化を学校別に評価する

前述の BLS に関する講義前後での学生の意識の変化を，埼玉 B 高校，東京 A 高校，東京 B 高校の学校別に示す（図 4-11）。それぞれの学校について McNemar 検定を行い，講義前後で変化があったかを検討せよ。ただし，行ってよいかどうかも検討せよ。

- ●解説
- ・埼玉 B 高校：χ^2 値 $= (18-1)^2/(18+1) = 15.21$，　$p = 9.62\text{E-}05$
- ・東京 A 高校：χ^2 値 $= (9-1)^2/(9+1) = 6.4$，　$p = 0.0114$
- ・東京 B 高校：χ^2 値 $= (|6-1|-1)^2/(6+1) = 2.28$，　$p = 0.131$

東京 B 高校の場合，(b+c)/2＜5 となり，通常の McNemar 検定を行うのは無理があります。そのため，図 4-9 で示した Yates の補正をして χ^2 値を求めました。一

	A	B	C	D	E	F	G	H	I	J
1										
2										
3		施設名	埼玉B高校				施設名	東京A高校		
4		対応の種類	(すべて)				対応の種類	(すべて)		
5		前後	1				前後	1		
6										
7		データの個数 / ID-No	列ラベル				データの個数 / ID-No	列ラベル		
8		行ラベル	1：はい	2：いいえ	総計		行ラベル	1：はい	2：いいえ	総計
9		1：はい	15	1	16		1：はい	2	1	3
10		2：いいえ	18	9	27		2：いいえ	9	1	10
11		総計	33	10	43		総計	11	2	13
12										
13										
14										
15		施設名	東京B高校							
16		対応の種類	(すべて)							
17		前後	1							
18										
19		データの個数 / ID-No	列ラベル							
20		行ラベル	1：はい	2：いいえ	総計					
21		1：はい	2	1	3					
22		2：いいえ	6	3	9					
23		総計	8	4	12					
24										

図 4-11 BLS に関する講義前後での学生の意識の変化（学校別の評価）

方，東京 A 高校で，13 人に対して講演の効果があったと主張するのには，対象とした人数が少なく，無理があります。そのため，十分な数の例数を事前に決めて集める必要があります。必要な数の例数を求める「例数設計」に関しては，本書では扱いませんので，専門書などで調べてください。

おわりに McNemar 検定は，同一人物の実験，授業，講習などでの前後変化をみる方法です。夫婦，患者と医師の認識の違いも対応のある場合ですので，この方法で解析できます。統計の初心者の方は，是非，マスターしてほしい手法です。

5 対応のない t 検定

はじめに 本項では，2つの群の平均値の比較を行います。正しく言うと，「間隔・比例尺度の変数で対応がなく，分布が正規分布とみなせる場合で，試料の平均値を比較する」には，対応のない t 検定を行います。この手法は，連続量のデータを対象とし，かつ理論的に扱いやすいため，統計学の授業では必ず取りあげます。プレゼンテーション資料の作成，論文資料の作成などの基本中の基本の手法として，対応のない t 検定を覚えましょう。

チェックポイント
▶ 変数は間隔・比例尺度か。
▶ 変数は正規分布をするとみなせるか。
▶ 2群の分散は等しいか。

2群の平均値の検定とは

間隔・比例尺度の変数で対応がなく，分布が正規分布とみなせる2試料の平均値を比較するときの関係は，**図5-1**のようになります。

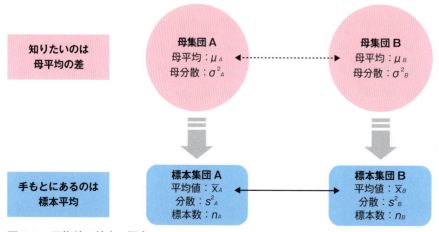

図5-1 平均値の検定の概念

今，何かしらの調査をして，自分で2種類のデータ（標本）を得ると，自分のデータから，もとの集団の平均値に差があると言いたくなります。この「**平均値に差があるかどうかを調べたい**」という問題は，実は奥深いものがあります。

この問題を詳しく考えると，「自分が調べた集団，つまり母集団A，母集団Bから選ばれた標本A，標本Bの平均値を比較して，母集団の平均値μ_A，μ_Bの間に有意な差が認められるかを検討する。つまり$\mu_A = \mu_B$を帰無仮説として検討する」といった表現になります。

しかし，ここで問題が出てきます。それは$\mu_A = \mu_B$としても，標準偏差の2乗である分散が異なったらどうするかという点です。この分散とはデータのばらつきの程度を示しています。

実験・調査では，自分が注目している特性値以外は同じと見なせるかどうかが，非常に重要な点です。両者を同じような集団から抜き出したという点がなりたたないことをバイアスがあるといい，得られた結果の信頼性は低くなります。体重を比較するにも，細身の人を集めた群と太目の人のみを集めた群を比較しても意味がありません。モデルとスポーツ選手の体重の比較をしても意味がないわけです。「2群を同じような集団から抜き出して平均値の比較をした」と言うためには，その分散を比較する必要があります。その結果，扱う問題にはいくつかのバリエーションが生じます。

本項では，通常の解析で遭遇する，①母分散は未知であるが，両者が等しいと考えてよい場合の独立2試料の母平均の差の検定（Student〔スチューデント〕のt検定ともいう），および，②母分散が未知であり，等しいと考えられない場合の独立2試料の母平均の差の検定（Welch〔ウェルチ〕の検定）を取り上げます。

2つの変数を準備する

ここでは，第1章の「6 データを加工する」の項で作成したグラフ（48ページ）を例に取り上げます（図5-2）。これは，看護師に，一次救命処置（BLS）での胸骨圧迫の深さである50 mmと思う長さを調査票にかいてもらい，20〜30代と40〜50代とでは分布が違っているかを検討したものです。グラフからは，40〜50代のほうが正しい胸骨圧迫の深さの50 mmを示すように見えます。これを検討するには，20〜30代と40〜50代の2群の間で対応のないt検定を行う必要があります。しかし，そのためには，年代ごとに「50 mmの位置」の変数を抜き出して，2列のデータを作らなくてはなりません。

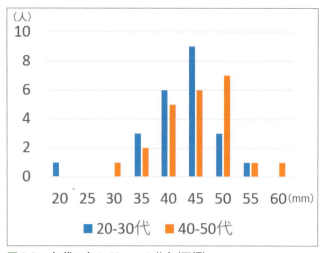

図 5-2 年代ごとの 50mm の分布(再掲)

　1 章の図 6-5「IF 関数で年齢を年代に変換する」で作成したデータ(46 ページ)を再利用します。最初にもとのデータから，オートフィルターの機能を使って，年代に"20〜30 代"を指定します。表示された"50mm の位置"の値をコピーします(図 5-3)。

	A	B	C	D	E
3	No	年齢	年代	50mmの位置	5mm間隔
5	2	38	20-30代	52	50
7	4	36	20-30代	39	35
9	6	38	20-30代	38	35
15	12	25	20-30代	50	50
20	17	39	20-30代	43	40

オートフィルターの機能で年代に「20-30 代」を指定

50mm 位置の値をコピー

図 5-3　20-30 代の 50mm の位置の値をコピー

　「ホーム」→「貼り付け」→「値」と選び，G 列に"20〜30 代"の「値」のみを貼り付けます。同様に，40〜50 代を選び，H 列に貼り付け，操作終了後，オートフィルターの機能を解除します。これで最初のデータの横に 2 種類の変数が並びました(図 5-4)。

	A	B	C	D	E	F	G	H
1								
2								
3	No	年齢	年代	50mmの位置	5mm間隔		20-30代	40-50代
4	1	41	40-50代	46	45		52	46
5	2	38	20-30代	52	50		39	30
6	3	57	40-50代	30	30		38	50
7	4	36	20-30代	39	35		50	48
8	5	50	40-50代	50	50		43	58
9	6	38	20-30代	38	35		24	52
10	7	48	40-50代	48	45		55	53

「ホーム」→「貼り付け」→「値」と選び,「20〜30代」「40〜50代」の値をG列,H列に貼り付ける.

図 5-4 抜き出した変数の一部

　データ解析を行うときは,しばしば,対象とする変数を抜き出して,新規のテーブルを作成する必要がありますので,これらのデータ加工の操作に慣れておいてください。

分散が等しいか否かを検討するには──F 検定

　最初に,手もとのデータからそれを抜き出した,もとの母集団の分散が等しいかを検討します。分散が等しいかを検討することとは,データのばらつき具合から,2つの群のデータが極端に異なっていないかを検討することです。この目的のためには,2試料 A,B の分散で,等分散の検定である **F 検定**を最初に行います。t 検定で母平均の差の検定を行う前に,この等分散の検定を行います。

　今,母集団 A と B の母分散をおのおの,σ^2_A,σ^2_B とすると,仮説は以下のようになります。

（仮説）

H_0: $\sigma^2_A = \sigma^2_B$　2つの母集団の分散は等しい。

H_1: $\sigma^2_A \neq \sigma^2_B$　2つの母集団の分散は異なる。

　この母分散が等しいか否かの仮説を検討しましょう。最初に2つの標本グループ A,B の分散を s^2_A,s^2_B(ただし $s^2_A > s^2_B$),データの数を n_A,n_B とします。ここで,分子>分母にすると,$F_0 = s^2_A / s^2_B$ は,第1自由度(n_A-1),第2自由度(n_B-1) の F 分布に従うことが知られているので,この性質を利用して検定を行います。この検定は F 検定とよばれます。2つの母分散が等しければ,F_0 の値は,1に近いはずです。もし母分散が異なっていれば,分子>分母としてあるので1より大きな値になります。この F_0 の値を用いて等分散か否かを検討します(**図 5-5**)。

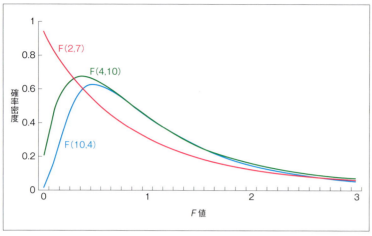

図 5-5　F 分布

等分散とみなせる場合

さて，先に抜き出した部分を使用し，図 5-6 に示すようなデータを用意します。

	A	B	C
1	No	20-30代	40-50代
2	1	52	46
3	2	39	30
4	3	38	50
5	4	50	48
6	5	43	58
7	6	24	52
8	7	55	53
9	8	46	48
10	9	41	41
11	10	45	51
12	11	49	49
13	12	49	38
14	13	47	44
15	14	51	49
16	15	44	52
17	16	45	48
18	17	48	62
19	18	43	53
20	19	41	44
21	20	49	42
22	21	39	43
23	22	43	50
24	23	46	35

図 5-6　50mm の長さのもとのデータ

これより F 検定を行うワークシートを作成します（図 5-7）。実は，F 検定では平均値を求める必要はないのですが，このシートを発展させて，t 検定を Excel の関数を

使わずに検定することを想定してあるので，あえて平均値を求めてあります。

	A	B	C	D	E	F	G	H
1	No	20-30代	40-50代					
2	1	52	46		求める値	20-30代	40-50代	説明
3	2	39	30		平均値	44.65217	47.21739	データの範囲を指定し，AVERAGE関数で求める。
4	3	38	50		不偏分散*	39.87352	50.99605	データの範囲を指定し，VAR.S関数で求める。
5	4	50	48		観測数	23	23	データの範囲を指定し，COUNT関数で求める。
6	5	43	58		自由度**	22	22	観測数 −1
7	6	24	52		分散比 F_0	1.278945		不偏分散を分子/分母が1以上になるように配置する。
8	7	55	53		p 値	0.284414		分散比が F_0 より大きくなる確率 =F.DIST.RT(F7,F6,G6) で求める。
9	8	46	48					
10	9	41	41		*不偏分散：自分が扱う n 個のデータを母集団とみた場合の分散は母分散とよぶ。しかし，n 個のデータを母集団の一部分から取り出した標本と考えた場合は，慣習的に不偏分散とよぶ。不偏分散とは，母分散の不偏推定量，つまり，より正確に推定する分散であるという意味である。 **分子の自由度を第1自由度，分母のを第2自由度とよぶ。			
11	10	45	51					
12	11	49	49					
13	12	49	38					
14	13	47	44					
15	14	51	49					
16	15	44	52					
17	16	45	48		p=0.284414 > 0.025（0.05の両側検定）			
18	17	48	62					
19	18	43	53					
20	19	41	44		・もし分散比が F_0 より大きくなる確率が0.025より大きいと等分散といえる。このときは通常の t 検定を行う。 ・もし分散比が F_0 より大きくなる確率が0.025より小さいと等分散といえない。このときはWelchの検定を行う。			
21	20	49	42					
22	21	39	43					
23	22	43	50					
24	23	46	35					
25								

図 5-7　等分散検定のためのワークシート

　分散比が F_0 より大きくなる確率 p は，F.DIST.RT 関数で簡単に求められます。この場合は両側検定であるので有意水準を 0.05 と考えるなら，p を 0.05 の半分の 0.025 と比較して検討をします。図 5-8 の $F=0.424$ より左側が全体の面積の 2.5%，$F=2.36$ より右側が 2.5% です。分散比 F_0 の p 値がこの棄却域にあれば，等分散の仮説を棄却します。

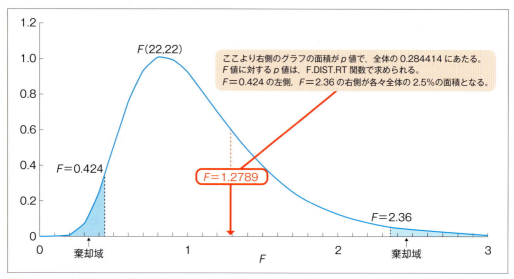

図 5-8　$F=1.2789$ と p 値の関係

　求めた $F=1.2789$ の場合，求めた値は棄却域になく，帰無仮説「H_0：2 つの母集団の分散は等しい」を棄却できません。そこで母分散は等しいと考え，t 検定を行ってよいと判断します。

F.DIST.RT 関数

　2 組のデータの（右側）F 分布の確率関数の値（ばらつき）を返します。この関数を使用すると，2 組のデータを比較してばらつきに差異があるかどうかを判断できます。

書式
F.DIST.RT(x, 自由度 1, 自由度 2)
F.DIST.RT 関数の書式には，次の引数があります。
- X：必ず指定します。関数に代入する値を指定します。
- 自由度 1：必ず指定します。自由度の分子を指定します。
- 自由度 2：必ず指定します。自由度の分母を指定します。

（Microsoft Excel 2016，F.DIST.RT 関数のヘルプより）

　Excel がなくて数表を用いる場合は，F 分布表で，第 1 自由度（n_A-1），第 2 自由度（n_B-1）をもとに，上側 2.5% になる点を検討します（付表 5-4 F 分布の自由度と上側確率 2.5% 点）(198 ページ)。今回の場合，F 分布表に，第 1 自由度 = 22 の値がありません。このような場合，F 分布表の第 2 自由度 22 の部分をよく見ると，第 1 自由度の増加によって上側 2.5% の値が小さくなっています。たとえば，上側 2.5% の値は，$F(20,22)=2.389 > F(22,24)=2.331$ ですので，両者の間に $F(22,22)$ があるはずですから，その小さいほうの値を用います。今回求めた $F=1.2789 < F(22,24)=2.331$ ですので，帰無仮説「H_0：2 つの母集団の分散は等しい」を棄却できません。

等分散とみなせない場合

例として，図 5-6 データ中の，20～30 代のデータの 6 番目と 7 番目の値を削除します（図 5-9）。今度は，分散比が F_0 より大きくなる確率は，有意水準 5% より小さくなります。そのため，帰無仮説 $H_0: \sigma^2_A = \sigma^2_B$ は棄却され，このような場合は，t 検定ではなく，Welch の検定を行います。

	A	B	C	D	E	F	G	H
1	No	20-30 代	40-50 代		求める値	20-30 代	40-50 代	説明
2	1	52	46		平均値	45.14286	47.21739	データの範囲を指定し，AVERAGE 関数で求める。
3	2	39	30		不偏分散	16.92857	50.99605	データの範囲を指定し，VAR.S 関数で求める。
4	3	38	50		観測数	21	23	データの範囲を指定し，COUNT 関数で求める。
5	4	50	48		自由度	20	22	観測数 −1
6	5	43	58		分散比 F_0	3.012425		不偏分散を分子／分母が 1 以上になるように配置する。
7	6		52					
8	7		53		p 値	0.006897		分散比が F_0 より大きくなる確率 =F.DIST.RT(F7,F6,G6) で求める。
9	8	46	48					
10	9	41	41		*分子の自由度を第 1 自由度，分母のを第 2 自由度とよぶ。			
11	10	45	51					
12	11	49	49					
13	12	49	38		p=0.006897 < 0.025（0.05 の両側検定）			
14	13	47	44					
15	14	51	49		分散比が F_0 より大きくなる確率が 0.025 より小さいため等分散といえない。このときは Welch の検定を行う。			
16	15	44	52					
17	16	45	48					
18	17	48	62					
19	18	43	53					
20	19	41	44					
21	20	49	42					
22	21	39	43					
23	22	43	50					
24	23	46	35					
25								

図 5-9　等分散とみなせない場合

Student の t 検定をオーソドックスに行う方法

Excel で手軽に t 検定を行うには T.TEST 関数を用いるのが簡単です。しかし，オーソドックスには，平均，不偏分散を用いて t 検定を行います。

独立 2 試料の母平均を μ_A，μ_B とおくと次の仮説を検討します。

(仮説)

H_0：$\mu_A = \mu_B$

H_1：$\mu_A \neq \mu_B$

　等分散性の検定の結果，両者が等しいと判断された場合，母分散 σ^2 を，抽出された2つの標本の集団の分散 s^2_A，s^2_B から推定します。この推定値を s^2_T とし，試料の数を n_A，n_B とすると，この値は下記の式になります。

$$s^2_T = \frac{(n_A-1)s^2_A + (n_B-1)s^2_B}{n_A + n_B - 2}$$

　そうすると，下記の t_0 が自由度 $n = (n_A + n_B - 2)$ の t 分布に従うので，これを利用して検定を行います（**図 5-10**）。ここで $\overline{x}_A$，$\overline{x}_B$ は A,B の標本の平均値です。

$$t_0 = \frac{(\overline{x}_A, \overline{x}_B)}{s_T \sqrt{\frac{1}{n_A} + \frac{1}{n_B}}}$$

　このあと，従来の通常の統計の教科書の最後に必ずついている t 分布表を用いて検定を行います。Excel の場合，T.DIST 関数で，関数形式を TRUE にすると，その値までの累積分布関数が求められます。そのため 1-T.DIST(t_0，自由度，TRUE）で，t_0 より大きくなる確率が求められるので，それを用いるのが簡単です。

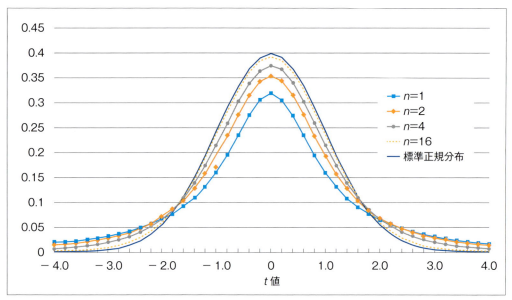

図 5-10　t 分布（$n=16$ になると標準正規分布に近くなる）

> **T.DIST 関数**
>
> Student の左側 t 分布の値を返します。t 分布は，比較的少数の標本からなるデータを対象に，仮説検定を行うときに使われます。この関数は，t 分布表の代わりに使用することができます。
>
> 書式
> T.DIST(X, 自由度, 関数形式)
> T.DIST 関数の書式には，次の引数があります。
> - X：必ず指定します。t 分布を計算する数値を指定します。
> - 自由度：必ず指定します。分布の自由度を整数で指定します。
> - 関数形式：必ず指定します。計算に使用する関数の形式を論理値で指定します。関数形式に TRUE を指定すると累積分布関数の値が計算され，FALSE を指定すると確率密度関数の値が計算されます。
>
> (Microsoft Excel 2016, T.DIST 関数のヘルプより)

前述の等分散とみなせる場合の図 5-6，5-7（128～129 ページ）のデータを使用して，t 検定を行います（図 5-11）。計算の結果，$p = 0.204 > 0.05$ となり，有意水準 0.05 で帰無仮説 $H_0: \mu_A = \mu_B$ を棄却できません。

	A	B	C	D	E	F	G	H	I
1	No	20-30代	40-50代		求める値	20-30代		40-50代		説明
2	1	52	46		平均値	$\bar{x}_A$	44.6522	$\bar{x}_B$	47.2174	データの範囲を指定し，AVERAGE 関数で求める。
3	2	39	30		不偏分散	s^2_A	39.8735	s^2_B	50.9960	データの範囲を指定し，VAR.S 関数で求める。
4	3	38	50		観測数	n_A	23	n_B	23	データの範囲を指定し，COUNT 関数で求める。
5	4	50	48		自由度	n_A-1	22	n_B-1	22	観測数 −1
6	5	43	58		分散比 F_0		1.2789			不偏分散を分子／分母が 1 以上になるように配置する。
7	6	24	52							
8	7	55	53		p 値		0.2844			分散比が F_0 より大きくなる確率 =F.DIST.RT(F7,F6,G6) で求める。
9	8	46	48							
10	9	41	41							
11	10	45	51							
12	11	49	49							
13	12	49	38							
14	13	47	44							
15	14	51	49							
16	15	44	52							
17	16	45	48							
18	17	48	62							
19	18	43	53							
20	19	41	44		s^2_T		45.435			=(G6*G4+I6*I4)/(G5+I5-2)
21	20	49	42		t_0		-1.291			=(G3-I3)/SQRT(G20*((1/G5)+(1/I5)))
22	21	39	43		p（左側確率）		0.102			=T.DIST(G21,(G5+I5-2),TRUE)
23	22	43	50		p（両側確率）		0.204			=G22*2
24	23	46	35							

$$s^2_T = \frac{(n_A-1)s^2_A + (n_B-1)s^2_B}{n_A + n_B - 2} \qquad t_0 = \frac{(\bar{x}_A - \bar{x}_B)}{s_T\sqrt{\frac{1}{n_A} + \frac{1}{n_B}}}$$

図 5-11 オーソドックスに t 検定を行う

グラフで示すと図 5-12 のようになり，$t \pm 1.291$ の外側の面積が，全体の 0.204 にあたることを示しています。

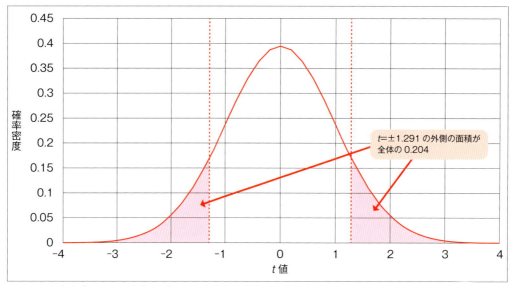

図 5-12 　自由度 44 の t 分布のグラフ

Student の t 検定を T.TEST 関数で行う方法

個々のデータが手もとにある場合は，Excel の T.TEST 関数で検定を行うのが簡単です。

> **T.TEST 関数**
> Student の t 検定における確率を返します。T.TEST 関数を利用すると，2 つの標本が平均値の等しい母集団から取り出されたものであるかどうかを確率的に予測することができます。
>
> 書式
> T.TEST(配列 1，配列 2，尾部，検定の種類)
> T.TEST 関数の書式には，次の引数があります。
> ●配列 1：必ず指定します。対象となる一方のデータ。
> ●配列 2：必ず指定します。対象となるもう一方のデータ。
> ●尾部：必ず指定します。片側分布を計算するか，両側分布を計算するかを，数値で指定します。尾部に 1 を指定すると片側分布の値が計算されます。尾部に 2 を指定すると両側分布の値が計算されます。
> ●検定の種類：必ず指定します。実行する t 検定の種類を数値で指定します。
>
> | 検定の種類 | はたらき |
> | --- | --- |
> | 1 | 対をなすデータの t 検定 |
> | 2 | 等分散の 2 標本を対象とする t 検定（通常の t 検定） |
> | 3 | 非等分散の 2 標本を対象とする t 検定（Welch の検定） |
>
> （Microsoft Excel 2016，T.TEST 関数のヘルプより）

T.TEST 関数は，平均値の差の検定結果（p 値）だけを示し，2 群の大小関係，2 群

の差は示しません。ですので，検定の前に，2群の平均値，平均値の差などを求めておく必要があります。有意差のみに気をとられずに，データがあなたに語りかける内容に注意してください。

T.TEST関数を用いて t 検定を行う例

前述のオーソドックスに t 検定を行う場合と同様に，図 5-6（128ページ）のデータを使用して，今度は，T.TEST関数を用いて t 検定を行います。

(仮説)

H_0：$\mu_A = \mu_B$

H_1：$\mu_A \neq \mu_B$

今回の例では，配列1を「B2:B24」，配列2を「C2:C24」とし，両側検定として「尾部＝2」，通常の t 検定として「検定の種類＝2」を指定します。この条件での，Studentの t 分布に従う確率は0.204となり，有意水準5%で H_0 を棄却できないことになります（図5-13）。

	A	B	C	D	E	F	G	H	I
1	No	20-30代	40-50代						
2	1	52	46		p値	0.204	=T.TEST(B2:B24,C2:C24,2,2)		
3	2	39	30						
4	3	38	50					配列1 配列2	
5	4	50	48						
6	5	43	58					尾部＝2	
7	6	24	52					（両側検定）	
8	7	55	53						
9	8	46	48					検定の種類＝2	
23	22	43	50					（t 検定）	
24	23	46	35						
25									

図5-13　T.TEST関数による検定（途中のデータ表示は省略）

Welch の検定をオーソドックスに行う方法

独立2標本の母平均の差の検定で，母分散の等分散性の検定により，2つの標本のそれぞれが属する母集団の母分散が等しいとはいえない場合，Welchの検定を行います。この場合の帰無仮説（H_0）と対立仮説（H_1）は，t 検定のときと同じく，以下のようになります。

(仮説)

H_0：$\mu_A = \mu_B$

H_1：$\mu_A \neq \mu_B$

今，標本集団A,Bの分散を s_A^2，s_B^2 とし，標本数を n_A，n_B とすると，下記に示す t_0 は自由度Φの t 分布に従うので，これを利用して検定を行います。

$$t_0 = \frac{(\overline{x}_A,\ \overline{x}_B)}{s_T\sqrt{\dfrac{s_A^2}{n_A}+\dfrac{s_B^2}{n_B}}}$$

$$\Phi = \frac{\left(\dfrac{s_A^2}{n_A}+\dfrac{s_B^2}{n_B}\right)^2}{\left(\dfrac{1}{\dfrac{1}{(n_A-1)}\left(\dfrac{s_A^2}{n_A}\right)^2}\right)+\left(\dfrac{1}{\dfrac{1}{(n_B-1)}\left(\dfrac{s_B^2}{n_B}\right)^2}\right)}$$

しかし，この計算を Excel でオーソドックスに求めるのは大変で，次に述べるように T.TEST 関数を用いたほうが簡単です。そこで，Excel のワークシートでオーソドックスに Welch の検定を行う方法は省略します。

Welch の検定を T.TEST 関数で行う方法

今度の例では，等分散とみなせない場合の図 5-9（131 ページ）と同じデータを使います。配列 1 を「B2:B24」，配列 2 を「C2:C24」とし（途中に欠損があるのに注意），両側検定を利用するので「尾部＝2」とします。Welch の検定を使うので「検定の種類＝3」を指定します。その結果，Student の t 分布に従う確率は 0.241 となり，有意水準 5％で H_0 を棄却できません（図 5-14）。

図 5-14　T.TEST 関数で Welch の検定を行う方法

集計表から t 検定を行う方法

実際の個々のデータがあるときは，T.TEST 関数で検定を行うのが楽ですが，先行研究の結果を参考に解析をする場合では，集計表しか入手できない場合がほとんどです。すでに集計表から，平均，標準偏差，不偏分散を求める方法を解説しましたので，それを応用して集計表から t 検定を行ってみましょう。

ポイントは，今まで何度か示したように，

- 平均＝測定値の合計／件数
- 不偏分散＝(測定値－平均値)の2乗の総計を(件数－1)で割ったもの
- 標準偏差＝不偏分散の平方根

という点だけです。

以前は電卓で標準偏差や平均を求め，検定を行ったため，集計表から基本統計量を求めるのは誰でも行えました。今の便利な統計ソフトは個々のデータから計算するものが大半です。ですから，集計表からt検定を行う方法をマスターしておくとかなり便利です。

集計表からt検定を行う例

例に取り上げるのは，おしゃれか否かで普段のハイヒールの高さが左右されるかどうかを調べたデータです。本人が自分をおしゃれと思う人と，普通と思う人で，普段のヒールの高さは異なるか否か，これは対応のない2群であり，ヒールの高さは間隔・比例尺度ですから，t検定のよい教材となります。

(仮説)

H_0：おしゃれな人と普通の人とでヒールの高さの平均値に差はない。

H_1：おしゃれな人と普通の人とでヒールの高さの平均値に差がある。

実際の値と，そのグラフ表示を図5-15，5-16に示します。

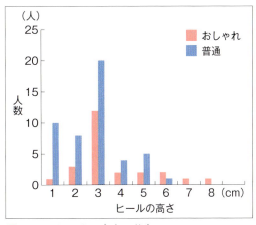

図5-15　ヒールの高さとおしゃれ　　図5-16　ヒールの高さの分布

これをExcelで計算します。基本的には，第2章の「1 基本統計量を求める」の項で示した，「集計表から電卓で平均と標準偏差を求める」(56ページ)と同じ操作です。最初に等分散の検定を行うと，F_0の値は1.70，この値になる確率pをT.DIST関数で求めると，0.06ときわどいところですが，等分散とみなせることになります(図5-17)。そこで，以降は，両群は等分散と仮定して話を進めます。

	A	B	C	D	E	F	G	H	I	J	K	L	M	N
1														
2						ヒールの高さ×人数			平均と測定値の差の2乗				平均と測定値の差の2乗×人数	
3	ヒールの高さ(cm)	おしゃれ(人)	普通(人)			おしゃれ	普通		おしゃれ	普通			おしゃれ	普通
4	1	1	10			1	10		7.11	3.14			7.11	31.36
5	2	3	8			6	16		2.78	0.59			8.33	4.75
6	3	12	20			36	60		0.44	0.05			5.33	1.05
7	4	2	4			8	16		0.11	1.51			0.22	6.04
8	5	2	5			10	25		1.78	4.97			3.56	24.85
9	6	2	1			12	6		5.44	10.43			10.89	10.43
10	7	1				7	0		11.11	17.89			11.11	0.00
11	8	1				8	0		18.78	27.34			18.78	0.00
12	計	24	48		計	88	133					計	65.33	78.48
13					平均	3.67	2.77					不偏分散	2.84	1.67
14												標準偏差	1.69	1.29
15														
16						=M13/N13 不偏分散を分子>分母となるように配置							F_0	1.70
17													p値	0.06
18														

=F.DIST(N16,B12-1,C12-1)

図 5-17　等分散の検定

各セルの表示は図 5-18 のようになります。今までに，合計，平均，不偏分散，標準偏差などが求まっているので，これをもとに t 検定を行います。

この結果から，p は 0.0148 となり有意水準 5%で，帰無仮説（H_0：おしゃれな人と普通の人とでヒールの高さの平均値に差はない）は棄却され，対立仮説（H_1：おしゃれな人と普通の人とでヒールの高さの平均値に差がある）が採択されます。つまり，おしゃれな人は普段履くヒールの高さの平均値が，普通の人と比べて有意に異なるといえるのです。

巻末（193 ページ）の t 分布表を用いると，自由度 70〔(24−1) + (48−1)〕，$\alpha = 0.01$ の t 分布の値がないので，より厳しい判断をする値，つまり大きい値を求めると自由度 60，$\alpha = 0.01$ の 2.660，$\alpha = 0.05$ の 2.000 を求めます。計算で求めた $t_0 = 2.5$ は，2.000＜2.5＜2.660 ですので，有意水準 5%で，帰無仮説 H_0：おしゃれな人と普通の人とでヒールの高さの平均値に差はない，を棄却します。

演習問題

問題 20〜30代と40〜50代の普段のヒールの高さの違い

20〜30 代と 40〜50 代での普段のヒールの高さを調査した（図 5-19）。両者のヒールの平均値に差があるといえるだろうか。最初に等分散の検定を行い，その結果に基づいて t 検定，もしくは Welch の検定を行え。

なお，Excel の関数で配列 1 などデータの範囲を指定する場合，1 列に並べたセル範囲での指定でなくてもよい。この例では 3 列にわたった 20〜30 代のヒールの

5. 対応のない t 検定　139

	A	B	C	D	E	F	G	H	I	J	K	L	M	N
1														
2						ヒールの高さ×人数			平均と測定値の差の2乗				平均と測定値の差の2乗×人数	
3	ヒールの高さ	おしゃれ	普通			おしゃれ	普通		おしゃれ	普通			おしゃれ	普通
4	1	1	10			1	10		7.11	3.14			7.11	31.36
5	2	3	8			6	16		2.78	0.59			8.33	4.75
6	3	12	20			36	60		0.44	0.05			5.33	1.05
7	4	2	4			8	16		0.11	1.51			0.22	6.04
8	5	2	5			10	25		1.78	4.97			3.56	24.85
9	6	2	1			12	6		5.44	10.43			10.89	10.43
10	7	1				7	0		11.11	17.89			11.11	0.00
11	8	1				8	0		18.78	27.34			18.78	0.00
12	計	24	48		計	88	133					計	65.33	78.48
13					平均	3.67	2.77					不偏分散	2.84	1.67
14												標準偏差	1.69	1.29
15						おしゃれ(A)	普通(B)							
16					人数	24	48						F_0	1.70
17					平均	3.67	2.77						p 値	0.06
18					不偏分散	2.84	1.67							
19					標準偏差	1.69	1.29							
20					s^2_T	2.05								
21					自由度	70								
22					$\bar{x}_A - \bar{x}_B$	0.90								
23					sT	1.43								
24					SQRT $(1/n_A + 1/n_B)$	0.25								
25					t_0	2.5								
26					p 値	0.0148								

=((F16−1)*F18+(G16−1)*G18)/(F16+G16−2)

$$s^2_T = \frac{(n_A-1)s^2_A + (n_B-1)s^2_B}{n_A + n_B - 2}$$

=F22/(F23*F24)

$$t_0 = \frac{(\bar{x}_A - \bar{x}_B)}{s_T \sqrt{\dfrac{1}{n_A} + \dfrac{1}{n_B}}}$$

図 5-18　集計表からの t 検定

	A	B	C	D	E	F	G
1							
2			ヒールの高さ（cm）				
3		20-30 代				40-50 代	
4		3	3	1		3	
5		2	3	3		4	
6		2	1	1		1	
7		3	2	1		2	
8		5	8	3		2	
9		3	5	2		5	
10		2	3	4		3	
11		3	3	3		3	
12		6	1	3		5	
13		3	4	4		3	
14		5	2	1		4	
15		5	1	1		3	
16		3	3	3		3	
17		5	3	3		4	
18		6	7	3		3	
19		2	1	1		3	
20		3	2	6		3	
21						3	
22						2	

図 5-19　年代によるヒールの高さの分布

高さを，関数のなかで B4:D20 のようなかたちで使用している。

● 解説

等分散の検定の結果，$p=0.010<0.05$ となり，有意水準 5% で 2 群が等分散という帰無仮説は棄却されます。そのため Welch の検定を行います(図 5-20)。

	A	B	C	D	E	F	G	H	I	J	K	L	M
1													
2		ヒールの高さ(cm)											
3		20-30代				40-50代			20-30代	40-50代	数式		
4		3	3	1		3		件数	51	19			
5		2	3	3		4		自由度	50	18			
6		2	1	1		1		平均	3.324	3.105			
7		3	2	1		2		標準偏差	1.666	0.994			
8		5	8	3		2		最小値	1	1			
9		3	5	2		5		最大値	8	5			
10		2	3	4		3		不偏分散	2.776	0.988			
11		3	3	3		3		分散比 F_0		2.809			
12		6	1	3		5							
13		3	4	4		3							
14		5	2	1		4		分散比が F_0 より大きく		0.010	=F.DIST.RT(J11,I5,J5)		
15		5	1	1		3		なる確率 p					
16		3	3	3		3		Welch の検定(両側検定)p		0.887	=TTEST(B4:D20,F4:F22,2,3)		
17		5	3	3		4							
18		6	7	3		3							
19		2	1	1		3							
20		3	2	6		3							
21						3							
22						2							
23													

$p=0.010 < 0.05$ となるため，Welch の検定を行う。

配列 1　配列 2

両側検定　Welch の検定

Excel 関数での配列 1 などの指定は 1 列でなくてもよい。この例では，B4:D20 の 3 列部分を配列に指定した。

図 5-20　検定結果

T.TEST 関数で，両側検定，Welch の検定を指定した結果，$p=0.887>0.05$ となり，有意水準 5% で 2 群の平均値が等しいという帰無仮説は棄却できません。つまり年齢が異なっても選ぶヒールの高さの平均は同じと考えられるわけです。さて，こう言ってしまってよいでしょうか。

確かに平均値の有意差は見られません。しかし，40〜50 代の不偏分散が小さい，つまりデータのばらつきが少ないのに注目してください。この場合は，「20〜30 代はヒールはローヒールからハイヒールまで分布するが，40〜50 代は平均の 3cm に集中する傾向がある。その結果，分散比には有意な違いがみられるが，平均値に有意差は認められない」と結論づけたほうがよいでしょう。

おわりに　t 検定は便利な手法です。ここでは，対応のない 2 群の変数で，平均値の差に関する検討手法として，Student の t 検定と Welch の検定を説明しました。しかし何回も言うように，変数の分布が正規分布とみなせるか，間隔・比例尺度か，等分散か否かを十分に確認してから使用してください。

6 対応のある t 検定

はじめに 本項では同じ対象に2回データをとった場合，つまり2つの標本に対応のある場合の母平均の差の検定，すなわち対応のある t 検定について解説します．具体的には，何かを説明する前後での試験の点数変化，患者さんと主治医でリハビリテーションの効果を評価する場合などがこれにあたります．対応がある変数を対応がないとして解析すると，あるはずの有意差を検出できない場合があるので，変数の対応の有無には十分注意してください．

チェックポイント
▶ 変数に対応はあるか．
▶ 変数は間隔・比例尺度か．

対応のある t 検定とは

たとえば，心肺蘇生に対する知識が授業前後で変化があるか，右手と左手の握力差があるか，同一人物で誘ってくれた人によりヒールの高さが異なるか，などがこれにあたります．もし，変化がなければ，測定値の差は0の近傍に分布するはずですし，もし変化があれば測定値の差は変化するはずです．

今，2回の測定値 X_A と X_B に対応がある場合，1組の測定値 x_{Ai}，x_{Bi} の差を $d_i = x_{Ai} - x_{Bi}$ として，n 組について，この標本平均，$\overline{X_A}$，$\overline{X_B}$ は，以下のような式で表すことができます．

$$\overline{d} = \frac{1}{n}\sum_{i=1}^{n} d_i = \overline{X_A} - \overline{X_B}$$

これを用い，t_0 は以下の式で表されます．

$$t_0 = \frac{\sqrt{n}(\overline{d})}{\sqrt{\dfrac{1}{n-1}\sum_{i=1}^{n}(d_i - \overline{d})^2}} = \frac{\sqrt{n}(\overline{d})}{S_d}$$

t_0 が自由度 $(n-1)$ の t 分布に従うことを利用して，検定を行います。ここで分母の S_d は x_{Ai} と x_{Bi} の差の標準偏差です。

　一見，数式が複雑に見えますが，よく見ると，2群の差の平均と2群の差の標準偏差，および，データの件数さえわかれば，簡単に求められるのに気がつきます。この検定は数式に従って求めてもよいのですが，生データがある場合には，T.TEST関数で「検定の種類＝1」を指定して検定を行うのが簡単です。

T.TEST関数（再掲）

書式

T.TEST(配列1，配列2，尾部，検定の種類)

T.TEST関数の書式には，次の引数があります。
- 配列1：必ず指定します。対象となる一方のデータ。
- 配列2：必ず指定します。対象となるもう一方のデータ。
- 尾部：必ず指定します。片側分布を計算するか，両側分布を計算するかを，数値で指定します。尾部に1を指定すると片側分布の値が計算されます。尾部に2を指定すると両側分布の値が計算されます。
- 検定の種類：必ず指定します。実行する t 検定の種類を数値で指定します。

検定の種類	はたらき
1	対をなすデータの t 検定
2	等分散の2標本を対象とする t 検定（通常の t 検定）
3	非等分散の2標本を対象とする t 検定（Welchの検定）

（Microsoft Excel 2016，T.TEST関数のヘルプより）

デートに誘ってくれる人によるヒールの高さの違い

　すでに，対応のない t 検定の例として，おしゃれか否かによって普段履くヒールの高さが異なるかを検定しました。今度は，年代を20〜30代に限定し，同一人物で，「1：普段のヒールの高さと改まったときのヒールの高さ」，そして「2：顔見知りから誘われたときのヒールの高さと気合の入ったデートのときのヒールの高さ」を比較してみます。2種類の条件に共通する仮説として，以下のものを考えます。

(仮説)

H_0：状況によってヒールの高さは変わらない。

H_1：状況によってヒールの高さが変わる。

　最初におしゃれな人で対応のある t 検定を行ってみました（図6-1）。その結果，両方の条件で，有意水準5%で帰無仮説（H_0：状況によってヒールの高さが変わらない）を棄却できます。つまり，おしゃれな人は場面に応じてヒールの高さが高くなると考えられます。

6. 対応のある t 検定

	A	B	C	D	E	F	G	H	I
1									
2		20-30代	おしゃれ群のヒールの高さ（cm）						
3	No	普段	改まったとき	顔見知りからのお誘いのとき	心を寄せる彼からのお誘いのとき				
4	1	2	6	6	7		1：普段と改まったときの比較		
5	2	2	7	7	7		普段	3.7143	=AVERAGE(B4:B17)
6	3	5	7	7	7		改まったとき	5.7143	=AVERAGE(C4:C17)
7	4	3	4	3	4		p 値	0.0009	=T.TEST(B4:B17,C4:C17,2,1)
8	5	3	5	5	5				
9	6	6	6	6	6				
10	7	3	3	3	3				
11	8	3	7	5	7		2：顔見知りと心を寄せる彼の比較		
12	9	7	8	5	8		顔見知り	5.0000	=AVERAGE(D4:D17)
13	10	2	5	5	5		心を寄せる彼	5.8571	=AVERAGE(E4:E17)
14	11	4	6	4	5		p 値	0.0081	=T.TEST(D4:D17,E4:E17,2,1)
15	12	3	7	5	7				
16	13	3	3	3	5				
17	14	6	6	6	6				
18									

図 6-1 　20〜30代のおしゃれな人のヒールの高さのデータと検定結果

今度は，普通の人で対応のある t 検定を行ってみましょう．普通の人のヒールの高さのデータを図 6-2 に示します．

	A	B	C	D	E
1					
2		20-30代	普通群のヒールの高さ（cm）		
3	No	普段	改まったとき	顔見知りからのお誘いのとき	心を寄せる彼からのお誘いのとき
4	1	3	3	5	3
5	2	3	5	5	5
6	3	2	4	3	3
7	4	3	5	5	5
8	5	6	6	6	6
9	6	5	5	5	5
10	7	5	5	5	5
11	8	3	5	5	5
12	9	5	5	5	5
13	10	2	5	5	5
14	11	3	3	3	3
15	12	3	4	4	4
16	13	1	2	2	2
17	14	2	3	3	3
18	15	3	5	5	5
19	16	3	5	5	5
20	17	1	3	3	3
21	18	4	5	4	5

（1〜18例目まで）

	A	B	C	D	E
1					
2		20-30代	普通群のヒールの高さ（cm）		
3	No	普段	改まったとき	顔見知りからのお誘いのとき	心を寄せる彼からのお誘いのとき
22	19	2	3	2	2
23	20	1	4	4	4
24	21	3	4	5	5
25	22	1	3	3	3
26	23	2	4	2	2
27	24	1	4	4	4
28	25	3	5	3	3
29	26	1	5	5	5
30	27	1	6	3	4
31	28	3	5	5	5
32	29	3	5	5	3
33	30	4	5	4	4
34	31	1	3	5	3
35	32	1	4	4	4
36	33	3	4	3	3
37	34	3	5	5	5
38	35	1	5	5	5
39					

（19〜35例目まで）

図 6-2 　20〜30代の普通の人のヒールの高さのデータ

その結果,「1：普段のヒールの高さと改まったときのヒールの高さ」は変わりますが,「2：顔見知りから誘われたときのヒールの高さと気合の入ったデートのときのヒールの高さ」は変化がないと考えられます(図 6-3)。

ヒールの高さをよく見ると,おしゃれな人にとって,心を寄せる彼からのお誘いと改まったときのヒールの高さはほぼ同じです。一方,普通の人は,誰からのお誘いであっても,お誘い自体が改まったシチュエーションなのかもしれません。

	A	B	C	D	E	F	G	H	I
1									
2		20-30代　普通群のヒールの高さ(cm)							
3	No	普段	改まったとき	顔見知りからのお誘いのとき	心を寄せる彼からのお誘いのとき				
4	1	3	3	5	3		1：普段と改まったときの比較		
5	2	3	5	5	5		普段	2.6000	=AVERAGE(B4:B38)
6	3	2	4	3	3		改まったとき	4.3429	=AVERAGE(C4:C38)
7	4	3	5	5	5		p 値	7.3E-10	=T.TEST(B4:B38,C4:C38,2,1)
8	5	6	6	6	6				
9	6	5	5	5	5				
10	7	5	5	5	5				
11	8	3	5	5	5		2：顔見知りと心を寄せる彼の比較		
12	9	5	5	5	5		顔見知り	4.1429	=AVERAGE(D4:D38)
13	10	2	5	5	5		心を寄せる彼	4.0286	=AVERAGE(E4:E38)
14	11	3	3	3	3		p 値	0.2916	=T.TEST(D4:D38,E4:E38,2,1)
37	34	3	5	5	5				
38	35	1	5	5	5				

図 6-3　対応のある t 検定の結果

うそも方便――本当の体重, 表向きの体重

今度は,集計表から,対応のある t 検定を行います。図 6-4 は,町で「体重を教えてください」と声をかけられたときに答える値と,本当の体重の差を集計したものです。"本当の体重－回答した体重"がプラス方向にずれているのは,本当の体重より少ない値を回答していることを意味します。このように X 軸が等間隔でないデータの分布の概要を把握するには,Excel のグラフで「散布図」を作り,データ間を線で結ぶようにすると便利です(図 6-5)。

(仮説)

H_0：町で声をかけられて答える体重と本当の体重に差がない。

H_1：町で声をかけられて答える体重と本当の体重に差がある。

以前に行った,集計表から平均,標準偏差を求める方法を思い出してください。集計表から,体重×件数を求め,それから体重差の平均,(体重差－体重差の平均)^2 そして(体重差－体重差の平均)^2×件数,と求めていき,最終的に t 値と p 値を求めます(図 6-6)。

	A	B
1		
2	体重差	件数
3	-3.5	1
4	-3	1
5	-2	5
6	-1	5
7	-0.8	1
8	-0.5	2
9	0	47
10	0.5	5
11	1	28
12	1.5	4
13	2	32
14	3	17
15	4	10
16	4.5	1
17	5	11
18	6	3
19	7	3
20	8	2
21	9	1
22	10	1

図 6-4　本当の体重と回答した体重の差

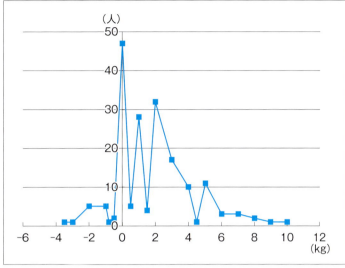

図 6-5　本当の体重と回答した体重差の分布

	A	B	C	D	E	F	G	H	I
1									
2	体重差	件数		体重差×件数	(体重差－体重差の平均)^2	(体重差－体重差の平均)^2×件数			
3	-3.5	1		-3.5	26.79	26.79		体重差の平均	1.68
4	-3	1		-3	21.87	21.87		件数	180
5	-2	5		-10	13.51	67.57		(体重差－体重差の平均)^2×件数の合計	880.21
6	-1	5		-5	7.16	35.81			
7	-0.8	1		-0.8	6.13	6.13			
8	-0.5	2		-1	4.74	9.47		標準偏差	2.22
9	0	47		0	2.81	132.04			
10	0.5	5		2.5	1.38	6.92		t値	10.14
11	1	28		28	0.46	12.80			=SQRT(I4)*I3/I8
12	1.5	4		6	0.03	0.12			
13	2	32		64	0.10	3.36		p値	2.22.E-19
14	3	17		51	1.75	29.80			=T.DIST.2T(I10,I4-1)
15	4	10		40	5.40	54.00			
16	4.5	1		4.5	7.97	7.97			
17	5	11		55	11.05	121.53			
18	6	3		18	18.70	56.09			
19	7	3		21	28.34	85.03			
20	8	2		16	39.99	79.98			
21	9	1		9	53.64	53.64			
22	10	1		10	69.29	69.29			
23									

図 6-6　集計表から対応のある t 検定を行う

この場合，t値から両側検定を行うために，T.DIST.2T関数でp値を求めています。その結果，p=2.22E-19と非常に小さな値となり，有意水準5%で帰無仮説H_0を棄却します。つまり，町で調査員に「体重を教えてください」とたずねられたときの解答はかなり軽く答えることがわかります。

多重比較にご用心

データの傾向をつかむために，いろいろな組み合わせで比較をするのは，注意が必要です。なぜなら，4群から2群を抜き出す組み合わせは6種類あり，n群あれば$n \times (n-1)/2$種類の組み合わせがあります。8群であれば28通りです。すでに述べた有意水準5%という話は，偶然でも20回に1回はそのような状況がおこりうるということです。そうすると，8群なら1回は偶然に有意水準5%以下になります。これらの問題は多重比較とよばれる方法で検討しなくてはなりません。

多重比較の詳細は専門書にゆずりますが，一番単純なのは，多重比較を行うときに，有意水準を試料の組み合わせ数で割った値に下げる方法です。これをBonferroni法（ボンフェロニ法）とよびます。手法としては簡単ですが，群の数が多くなると個々の検定の有意水準が急激に低くなり，有意差が出にくくなる欠点があります。

たとえば，試料の数を2から10まで増やした場合，ボンフェロニ法では有意水準は5%から0.11%にまで低下します（表6-1）。

表6-1 ボンフェロニ法での試料の群の数と有意水準(%)

試料の数	2	3	4	5	6	7	8	9	10
有位水準(%)	5.00	1.67	0.83	0.50	0.33	0.24	0.18	0.14	0.11

女心をさぐる

多重比較の練習として，図6-1，6-2（143ページ）に示したヒールの高さのデータ4種類について，おしゃれな人，普通の人に分けて，すべての組み合わせについて対応のあるt検定を行ってみましょう。この例で，有意水準を求めるために，Bonferroni法を使います。試料は4群ありますので有意水準は0.83%，その結果は図6-7のようになります。

	A	B	C	D	E	F
1						
2		対象	条件1	条件2	p値	結果
3		おしゃれ群	普段	改まった	0.0009	＊
4			普段	顔見知り	0.0249	
5			普段	心を寄せる	0.0006	＊
6			改まった	顔見知り	0.0266	
7			改まった	心を寄せる	0.4346	
8			顔見知り	心を寄せる	0.0081	＊
9		普通群	普段	改まった	7.33E-10	＊
10			普段	顔見知り	3.65E-08	＊
11			普段	心を寄せる	1.17E-07	＊
12			改まった	顔見知り	0.2134	
13			改まった	心を寄せる	0.0141	
14			顔見知り	心を寄せる	0.2916	
15		＊有意水準 =0.0083，Bonferroni 法による				
16		（p値の求め方は，図6-1，図6-3参照）				

図6-7　多重比較の結果

異性にご馳走するなら，異性からご馳走されるなら

異性の友人にご馳走するときと，ご馳走されるときで，その金額はどの程度異なるでしょうか。私が担当した医療系学科の学生54人に調査した結果を図6-8に示します。

	A	B	C	D	E	F	G	H	I	J	K	L	M	N
1														
2	No	性別	ご馳走するなら	ご馳走されるなら		No	性別	ご馳走するなら	ご馳走されるなら		No	性別	ご馳走するなら	ご馳走されるなら
3	1	女	1000	800		20	男	1000	200		39	男	3000	3000
4	2	女	1000	1000		21	男	1000	500		40	男	4000	1000
5	3	女	1000	1000		22	男	1000	1000		41	男	5000	500
6	4	女	1000	1000		23	男	1000	2000		42	男	5000	1000
7	5	女	1000	1000		24	男	1000	2000		43	男	5000	1000
8	6	女	1500	2000		25	男	1000	5000		44	男	5000	1000
9	7	女	2000	2000		26	男	1500	1500		45	男	5000	2000
10	8	女	2000	2000		27	男	2000	500		46	男	5000	2000
11	9	女	2000	2000		28	男	2000	1000		47	男	5000	3000
12	10	女	2500	2500		29	男	2000	1000		48	男	6000	1500
13	11	女	3000	3000		30	男	2000	1000		49	男	8000	5000
14	12	女	3000	5000		31	男	2000	1000		50	男	10000	5000
15	13	女	3000	5000		32	男	2000	2000		51	男	10000	5000
16	14	女	4000	3000		33	男	2000	2000		52	男	10000	5000
17	15	女	4000	5000		34	男	3000	1000		53	男	10000	5000
18	16	女	4000	5000		35	男	3000	1000		54	男	10000	10000
19	17	女	5000	2000		36	男	3000	1000					
20	18	女	5000	10000		37	男	3000	1000					
21	19	女	10000	10000		38	男	3000	2000					
22														

図6-8　異性の友人にご馳走するときとされるときの金額

このデータを縦方向に並べ替えて，対応のある t 検定を行います。全体，女性，男性でその平均値と有意差は図6-9のように異なっていました。しかし，単に，対応のある t 検定で有意差があるといってよいでしょうか。

	A	B	C	D	E	F	G	H	I	J	K
1											
2	No	性別	ご馳走するなら	ご馳走されるなら							
3	1	女	1000	800							
4	2	女	1000	1000							平均(円)
5	3	女	1000	1000		女性 p 値	0.29005	=T.TEST(C3:C21,D3:D21,2,1)		ご馳走するなら	2947
6	4	女	1000	1000						ご馳走されるなら	3332
7	5	女	1000	1000							
8	6	女	1500	2000							
9	7	女	2000	2000		男性 p 値	9.36E-06	=T.TEST(C22:C56,D22:D56,2,1)		ご馳走するなら	4071
10	8	女	2000	2000						ご馳走されるなら	2220
11	9	女	2000	2000							
12	10	女	2500	2500							
13	11	女	3000	3000		全体 p 値	0.00077	=T.TEST(C3:C56,D3:D56,2,1)		ご馳走するなら	3676
14	12	女	3000	5000						ご馳走されるなら	2611
15	13	女	3000	5000							
16	14	女	4000	3000							
17	15	女	4000	5000							
18	16	女	4000	5000							
19	17	女	5000	2000							
20	18	女	5000	10000							
21	19	女	10000	10000							
22	20	男	1000	200							
23	21	男	1000	500							
51	49	男	8000	5000							
52	50	男	10000	5000							
53	51	男	10000	5000							
54	52	男	10000	5000							
55	53	男	10000	5000							
56	54	男	10000	10000							
57											

図6-9　対応のある t 検定の結果

データを加工して，箱ひげ図で金額の分布を示すと図6-10のようになりました。10,000円に灰色網をかけましたが，明らかに男女差が存在します。単に検定を行って有意差があった，なかったという前に，実際のデータの分布の概要を把握する，飛びぬけて異なる外れ値をどのように扱うかは，解析のつど，決める必要があります。

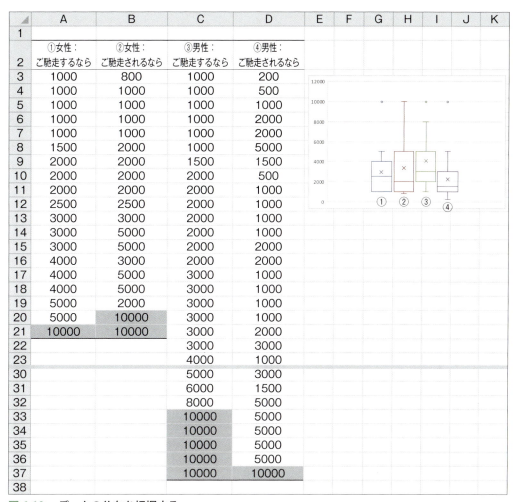

図 6-10　データの分布を把握する

出かける相手によるお化粧や身だしなみの時間について

「1試料 χ^2 検定」の例題で，出かける相手によりお化粧・身だしなみにかかる時間の分布がどのように変わるかを検定しました（112〜114ページ）。今回は，異なる学部の176人で，家族，友人，異性の友人と出かける場合に身だしなみにかかる時間を聞き，対応のある t 検定としての解析を行いました。176人の実際の値を記載できないので，集計表とグラフにして図 6-11，6-12 に示します。

	A	B	C	D	E	F
1						
2		身だしなみにかける	女性	女性	男性	男性
3		時間の差(分)	友人－家族	彼氏－家族	友人－家族	彼女－家族
4		-20	1			
5		-10	1	1	2	
6		-5	1			
7		0	53	43	41	27
8		5	7	1	11	14
9		10	35	36	10	14
10		15	1	3		2
11		20	4	13		3
12		25	1			
13		30	2	5	1	3
14		40	3	3		
15		45		1		1
16		55	1	2		
17		60	1	2		
18		90		1		1
19		総計	111	111	65	65
20						

図 6-11　出かける相手による身だしなみにかける時間の違い

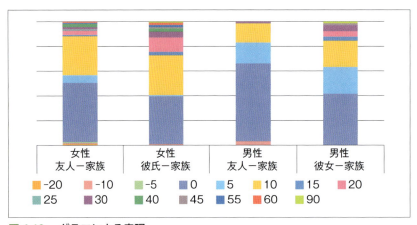

図 6-12　グラフによる表現

たとえば，男性の場合，友人と家族の場合で，時間差の分布は，**表 6-2** のようになります。

表 6-2　身だしなみにかける時間の差（男性：家族と友人での差）

時間の差	件数
-10	2
0	41
5	11
10	10
30	1

これを，第2章で行った，集計表から平均と標準偏差を求める方法を使って平均と標準偏差を求めると(57ページ)，

平均＝2.54，標準偏差＝5.53，件数＝65　ですので，

t 値＝平均値／(標準偏差／$\sqrt{(件数-1)}$)＝3.70　となります。

・平均＝測定値の合計／件数
・不偏分散＝偏差の2乗和〔(測定値－平均値)の2乗の総計)〕を(件数－1)で割ったもの
・標準偏差＝不偏分散の平方根

これをもとに t 検定を行うと，T.DIST.RT(t値，自由度) ＝ T.DIST.RT(3.70/64) ＝ 0.000224 となり，$p<0.001$ で有意に異なります。

演習問題

問題　出かける相手による身だしなみにかける時間の違い

図6-11をもとに，集計表から平均と標準偏差を求める手法を利用して，①女性：友人と家族の差，②女性：彼氏と家族の差，③男性：友人と家族の差(前述)，④男性：彼女と家族の差に関して，t 検定(対応のある t 検定)を行え。

● 解説

結果は表6-3のようになります。ただし，計算途中の有効桁数の関係で，皆さんが求めた値は少し変わるかもしれません。

表6-3　演習問題の計算結果

	自由度	差の平均	t 値	p 値
①女性：友人－家族	110	6.89	6.4	1.96E-09
②女性：彼氏－家族	110	11.71	7.8	1.91E-12
③男性：友達－家族(前述)	64	2.53	3.7	0.000224
④男性：彼女－家族	64	8.15	4.72	6.63E-06

この結果より，①〜④のすべてにおいて，有意差があるといえます。

おわりに　対応のある t 検定について解説しました。変数に対応があれば，それ以外の測定条件の影響，つまりバイアスを考えずにすみます。インフォームドコンセントの書類を読む前後の患者さんの疾患に対する理解度の変化，麻酔教室前後の患者さんの不安の変化など，臨床現場で「対応のある変数」について検定を行うケースはいくらでもあります。変数に対応があると，必要とするデータの例数が少なくてすみます。研究計画をたてるときには，できるだけ変数に対応をつけることをおすすめします。

7 Mann-Whitney の U 検定

はじめに この項では，順序尺度であるアンケートやスケールの比較に用いる Mann-Whitney（マン‑ホイットニー）の U 検定の解説をします。

医療分野の順序尺度の値として，アプガースコア，グラスゴー‑ピッツバーグ脳機能-全身機能カテゴリー，徒手筋力検査など，いろいろなものがあります。2 群の平均値を検定する場合には，通常，t 検定が行われます。しかし t 検定は，変数が間隔・比例尺度であり，かつデータが正規分布であること（正規性）が要求されます。

もし変数に対応がなく，かつ順序尺度や間隔・比例尺度でも正規性がなりたたない場合は，中央値の検定である Mann-Whitney の U 検定を使います。この手法は，t 検定が，平均値と標準偏差を統計量として検定を行ったのと異なり，変数を小さい順から並べたときの順位を統計量として解析を行います。数段階の順序尺度でアンケートを行った場合で，かつ対応のない順序尺度の変数の解析などは U 検定となります。

チェックポイント
▶ 変数は順序尺度か，もしくは間隔・比例尺度でも正規性がなりたたない変数か。
▶ 変数に対応がなく，中央値の比較でよいか。

解析を始める前に順位の性質を確認しよう

U 検定では，平均，標準偏差などに代わり，「順位」で中央値の検定を行います。最初にこの「順位」について学びましょう。今，変数 A の個数を $n1$，変数 B の個数を $n2$，変数 A の順位合計を $R1$，変数 B の順位合計を $R2$ とします。ここで，順位とは，変数を小さい順に並べたときの順番のことです。もし，同じ数字が複数並んでいたら，その順番の平均を求め平均順位として用います（表 7-1）。

表 7-1 変数と順位の例

変数	1	2	3	4	4	5	6	7
順位	1	2	3	4.5	4.5	5	6	7

変数の4は4番目と5番目にありますが，4と5の平均4.5をもって両者の順位とします。なお，順位に基づく計算は，途中で間違いをおかしやすいので，$R1+R2=\frac{1}{2}(n1+n2)(n1+n2+1)$となる性質を利用して，解析の途中で検算を行います。

補足

$R1+R2=\frac{1}{2}(n1+n2)(n1+n2+1)$といわれても，まるでピンこないでしょう。しかし，小学校のころに，「1から10まで足したらいくつか」という問題を解いたことがありませんか。素直に計算すれば，$1+2+3+4+5+6+7+8+9+10$で計算に時間がかかります。しかし最初と最後を足して，$1+10=11$，それが10組あって半分重なっていると考えると，$(10+11)/2=55$が答えとなります。

今，10個の変数を$n1$と$n2$の2組に分け，変数の順位を1から10まで与えるとします。そうすると先ほどの計算で1から10までを足すとは，順位を合計していることにほかなりません。したがって，$R1+R2=\frac{1}{2}(n1+n2)(n1+n2+1)$が順位合計を求めるのがわかります。

U検定とは

X群，Y群があり，おのおのの個数を$n1$，$n2$とします。2つの標本に含まれるデータをまとめて，値の小さなほうから大きなほうへと順位をつけ，X群の順位和を$R1$，Y群の順位和を$R2$と定義します。このときに両者をあわせた全体の順位和は，$(n1+n2)(n1+n2+1)/2$となることは先に述べました。

最初にY群の順位が，すべてX群より大きい場合を考えます(図7-1)。

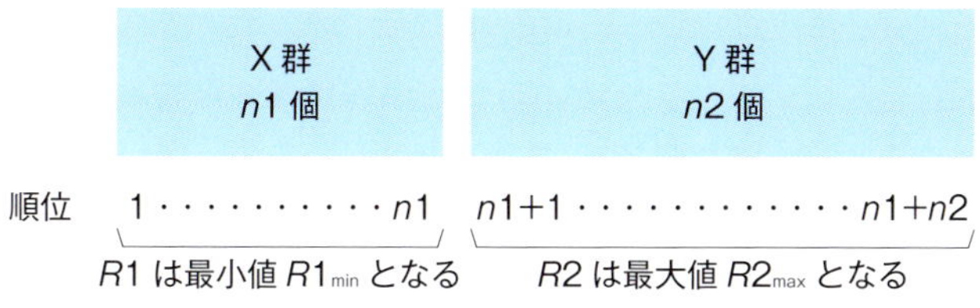

図7-1　Y群の順位がすべてX群より大きい場合

このとき，$R1$は最小値を，$R2$は最大値をとり，下記のようになります。

　　X群の順位和最小値　　$R1_{min}=n1(n1+1)/2$

$R2$は$n+1$から$n1+n2$までをとり，このとき最大値となります。この順位和は簡単には求まりませんが，全体の順位和から前述の$R1_{min}$を引けば求まります。その値は，式を展開して整理すると次のようになります。この展開は，実際に行ってみてください。

$$Y 群の順位和最大値 \quad R2_{max} = 全体の順位和 - X 群の順位和最小値$$
$$= (n1+n2)(n1+n2+1)/2 - n1(n1+1)/2$$
$$= n1n2 + n2(n2+1)/2$$

逆に X 群の順位が，すべて Y 群より大きい場合を考えると図 7-2 のようになります。

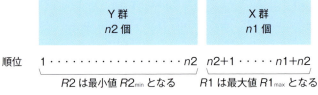

図 7-2 X 群の順位がすべて Y 群より大きい場合

このとき，$R2$ は 1 から $n2$ の値をとります。

$$Y 群の順位和最小値 \quad R2_{min} = n2(n2+1)/2$$

前の説明と同じように式を展開して整理すると，次のようになります。

$$X 群の順位和最大値 \quad R1_{max} = 全体の順位和 - Y 群の順位和の最小値$$
$$= (n1+n2)(n1+n2+1)/2 - n2(n2+1)/2$$
$$= n1n2 + n1(n1+1)/2$$

ここで，下記の $U1$，$U2$ を定義します。これは，おのおのの標本の順位和の最大値と実際の順位和の差を意味する統計量となります。この $U1$，$U2$ の小さいほうを U_{cal} とし，その U_{cal} を用い巻末に示す「Mann-Whitney の U 検定」の数表(201 ～ 203 ページ)を使って検定を行います。

$$U1 = R1_{max} - R1 = n1n2 + n1(n1+1)/2 - R1$$
$$U2 = R2_{max} - R2 = n1n2 + n2(n2+1)/2 - R2$$

(E.L. レーマン：ノンパラメトリックス——順位に基づく統計的方法．pp. 9-14，森北出版株式会社，1978 による)

少ないデータで U 検定を行う

新人看護師のよりよい職場適応をめざして

　以前に，新人看護師の気分の変化を POMS(profile of mood states；気分プロフィール検査)を使って研究したところ，6月の初期の段階で，「緊張—不安」「抑うつ—落ち込み」「混乱」の尺度が高値を示し，要受診のレベルでした。また，「怒り—敵意」「活気」の尺度は低値で，自己を表現できないという状態でした。そこで，ストレスマネジメント教育プログラムを導入することで，ストレスが低減され，スムーズに職場に適応することができるのではないかと考え，昨年度の新人看護師 15 名と本年度の新人看護師 9 名の比較を行いました(図 7-3)。

	A	B	C	D	E	F	G
1							
2	対象			測　定　項　目			
3	年度	T-A：緊張不安	D：抑うつ	A-H：怒り	V：活気	F：疲労	C：混乱
4	1：昨年度	3：高値	2：正常	3：高値	1：低値	3：高値	3：高値
5	1：昨年度	3：高値	3：高値	2：正常	1：低値	3：高値	3：高値
6	1：昨年度	3：高値	2：正常	2：正常	1：低値	3：高値	2：正常
7	1：昨年度	3：高値	3：高値	3：高値	2：正常	3：高値	3：高値
8	1：昨年度	3：高値	2：正常	2：正常	1：低値	2：正常	2：正常
9	1：昨年度	3：高値	3：高値	3：高値	1：低値	3：高値	2：正常
10	1：昨年度	2：正常	2：正常	2：正常	2：正常	2：正常	2：正常
11	1：昨年度	3：高値	3：高値	2：正常	1：低値	3：高値	3：高値
12	1：昨年度	3：高値	3：高値	2：正常	2：正常	2：正常	2：正常
13	1：昨年度	3：高値	2：正常	2：正常	1：低値	3：高値	2：正常
14	1：昨年度	3：高値	3：高値	3：高値	1：低値	3：高値	2：正常
15	1：昨年度	3：高値	2：正常	2：正常	2：正常	2：正常	3：高値
16	1：昨年度	3：高値	3：高値	2：正常	1：低値	3：高値	2：正常
17	1：昨年度	3：高値	2：正常	1：低値	2：正常	2：正常	3：高値
18	1：昨年度	3：高値	2：正常	2：正常	2：正常	2：正常	3：高値
19	2：本年度	3：高値	3：高値	2：正常	1：低値	2：正常	2：正常
20	2：本年度	2：正常	3：高値	2：正常	2：正常	3：高値	2：正常
21	2：本年度	3：高値	2：正常	2：正常	1：低値	2：正常	2：正常
22	2：本年度	3：高値	3：高値	2：正常	1：低値	3：高値	3：高値
23	2：本年度	2：正常	2：正常	2：正常	1：低値	3：高値	3：高値
24	2：本年度	3：高値	3：高値	2：正常	2：正常	2：正常	2：正常
25	2：本年度	2：正常	3：高値	2：正常	2：正常	2：正常	2：正常
26	2：本年度	3：高値	2：正常	2：正常	1：低値	3：高値	3：高値
27	2：本年度	3：高値	2：正常	2：正常	2：正常	3：高値	2：正常

図 7-3　もとのデータ

　ここで，POMS とは 6 項目の気分を同時に調査する方法で，T-A：緊張—不安，D：抑うつ—落ち込み，A-H：怒り，V：活気，F：疲労，C：混乱を示します。求めた数字は，調査結果をもとに換算表から算出したものです。

　今回の測定結果では，各変数の分布が正規分布とは考えにくいので，U 検定を行

いました。その方法を図7-4, 7-5に示します。

　このような順序尺度のアンケート解析では，U検定を用いる例を多く見かけます。なお，このときの調査例ではPOMSの日本語版を用いましたが，2018年現在，POMSに代わりPOMS2が使用されていることを申し添えます。

(仮説)

H_0：昨年度と今年度とではPOMSの中央値は等しい。

H_1：昨年度と今年度とではPOMSの中央値は異なる。

1. 最初にT-Aのみを別のセルに抜き出し，T-Aの値で昇順の並べ替えをします。
2. データは小さい順に並んでいるので，1から24の「連番」をふります。
3. 「順位」を設定します。T-Aで同じ値が並んでいるものには平均順位を割り当てます。これは「連番」が奇数並んでいるものはその真ん中の値を，偶数並んでいるものは中央の2つの値の平均を平均順位とします。また，「連番」が1つのものは連番の数字をそのままうつす，という作業になります。
4. 「連番」「順位」の一番下に列の合計を求める式としてSUM関数を用いて記入しま

	I	J	K	L	M	N
1						
2		対象	T-A：緊張不安	連番	順位	
3		2：本年度	54	1	1	
4		1：昨年度	59	2	2	
5		2：本年度	60	3	3.5	
6		2：本年度	60	4	3.5	
7		1：昨年度	61	5	6	
8		1：昨年度	61	6	6	
9		2：本年度	61	7	6	
10		2：本年度	63	8	8	
11		1：昨年度	66	9	9.5	
12		1：昨年度	66	10	9.5	
13		1：昨年度	67	11	11	
14		1：昨年度	69	12	12.5	
15		1：昨年度	69	13	12.5	
16		1：昨年度	71	14	15	
17		2：本年度	71	15	15	
18		2：本年度	71	16	15	
19		1：昨年度	73	17	18	
20		1：昨年度	73	18	18	
21		2：本年度	73	19	18	
22		1：昨年度	74	20	21	
23		1：昨年度	74	21	21	
24		2：本年度	74	22	21	
25		1：昨年度	81	23	23	
26		1：昨年度	84	24	24	
27		合計		300	300	
28						

❶ T-Aのみを別のセルに抜き出し，T-Aの値で昇順の並び替えを行う。
❷ 1〜24の連番をふる。
❸ 順位を設定する。
❹ SUM関数で合計を求める。

図7-4　T-Aのみ抜き出して順位を設定する

す。ここで，連番の合計も平均順位を利用した順位合計も同じになるはずです。これで順位が正しく求まったか否かが確認できます。

$n1=15$，$n2=9$ですのでそれからU検定に必要な値を求めます。求め方は図 7-5 に示しました。

1. $R1$ 昨年度順位合計，$R2$ 本年度順位合計を求めるため，Excelの「並べ替え」の機能で「対象」「順位」の2つをキーとして昇順で並べ替えます。
2. 順位の合計範囲を指定し，$U1$，$U2$を求めます。
3. $U1$，$U2$の小さいほうである$U1=46$を検定に用いる統計量U_{cal}とします。
4. 有意水準5％の両側検定に関し，本書巻末のU検定の表（203ページ）で，$n1=15$，$n2=9$の場合の値を求めると$U=34$となります。今回求めた$U_{cal}=46$はこの値より小さくないので，"帰無仮説 H_0：昨年度と今年度とでは POMS の中央値は等しい"という仮説は，有意水準5％で棄却できないことになります。

❶「対象」「順位」を2つのキーとして並び替えを行う。

	I	J	K	L	M	N	O	P	Q	R
1										
2		対象	T-A：緊張不安	連番	順位					
3		1：昨年度	59	2	2		$n1$	15		
4		1：昨年度	61	5	6		$n2$	9		
5		1：昨年度	61	6	6		$n+n2$	24		
6		1：昨年度	66	9	9.5		$n1+n2+1$	25		
7		1：昨年度	66	10	9.5		$(n1*n2)/2$	300		
8		1：昨年度	67	11	11		順位計	300	=SUM(M3:M26)	
9		1：昨年度	69	12	12.5					
10		1：昨年度	69	13	12.5		$R1$：昨年度計	209	=SUM(M3:M17)	
11		1：昨年度	71	14	15		$R2$：本年度計	91	=SUM(M18:M26)	
12		1：昨年度	73	17	18		$R1+R2$	300		
13		1：昨年度	73	18	18					
14		1：昨年度	74	20	21		$U1$	46	=P3*P4+P3*(P3+1)/2-P10	
15		1：昨年度	74	21	21		$U2$	89	=P3*P4+P4*(P4+1)/2-P11	
16		1：昨年度	81	23	23					
17		1：昨年度	84	24	24		U_{cal}	46		
18		2：本年度	54	1	1					
19		2：本年度	60	3	3.5					
20		2：本年度	60	4	3.5					
21		2：本年度	61	7	6					
22		2：本年度	63	8	8					
23		2：本年度	71	15	15					
24		2：本年度	71	16	15					
25		2：本年度	73	19	18					
26		2：本年度	74	22	21					
27		合計		300	300					
28										

❸ U_1，U_2 の小さいほうである$U_1=46$をU_{cal}とする。

❷ 順位の合計範囲を指定し，U_1，U_2を求める。

図 7-5　順位からU_{cal}を求める

◎注意

通常の検定では，数表より求めた値より大きい場合に帰無仮説 H_0 を棄却します。しかし，U 検定，次項で説明する Wilcoxon の符号付順位和検定(168ページ)の場合は，数表より**求めた値より小さい場合に帰無仮説 H_0 を棄却**するので注意が必要です。

例題 ほかの尺度，D：抑うつ，A-H：怒り，V：活気，F：疲労，C：混乱についても，U 検定を行え。

●解説

図 7-4, 7-5 と同じ手順で求めます。すでに述べた，T-A：46 以外は，D：59.5, A-H：57, V：52, F：61.5, C：50.5 となります。有意水準 5% の両側検定に関し，U 検定の表(203ページ)で，$n1=15$, $n2=9$ の場合の値を求めると，$U=34$ であるので，どの値も $U=34$ より大きくなります。よって，有意水準 5% で帰無仮説 H_0 を棄却できません。

多くのデータで U 検定を行う

40 サンプルぐらいまでのデータ数であれば，先に述べた少数データの解析方法で U 検定を行えばよいでしょう。しかし大量のアンケートを行った場合は，平均順位を与える作業が煩雑になります。ここでは，一般的な 5 段階尺度のアンケート調査を大規模に行った場合の解析方法を示します。

患者の満足度調査

外来診療に対する患者の満足度調査を行いました。内科のみの受診患者(140 人)と外科のみの受診患者(104 人)に対して，「診療の待ち時間」に対する満足度を，「不満」「やや不満」「どちらともいえない」「やや満足」「満足」を 1 点から 5 点までの 5 段階評価で回答を集めました(図 7-6)。この結果から，内科のみ受診の患者の満足度が高いといえるでしょうか。

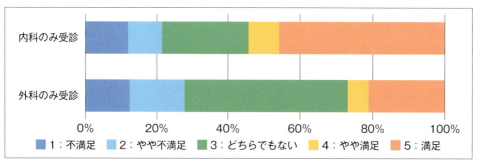

図 7-6　診療の待ち時間に対する満足度

最初に全データから Excel のピボットテーブルで集計表を作成し，図 7-7 のような結果を得ました。

	A	B	C
1			
2	満足度	外科のみ	内科のみ
3	1：不満足	13	17
4	2：やや不満足	16	13
5	3：どちらでもない	47	34
6	4：やや満足	6	12
7	5：満足	22	64
8			

図 7-7　満足度の集計結果

図 7-8 のように，最小順位，最大順位を求めます。そして，第 2 章の「1 基本統計量を求める」の項（59 〜 60 ページ）で順位を求めたのと同じような作業で，平均順位を求めます。

最小順位，最大順位，平均順位を求めるのは，複雑な操作をするようにみえますが，落ち着いてみるとそうでもありません（図 7-8）。

1. 最上段の最小順位を 1 とする。
2. 外科と内科の合計が 30 件だから，最大順位は，1 + 30 − 1 = 30 となる。
3. 求めたい行の 1 つ上の行の最大順位に 1 を加えて，その行の最小順位とする。
4. 上記の手順を繰り返し，最小順位と最大順位を求める。
5. 同じ行の最小順位と最大順位を足して 2 で割り，平均順位を求める。
6. 次に，平均順位の値から，外科順位の小計，内科順位の小計を求める。これは，

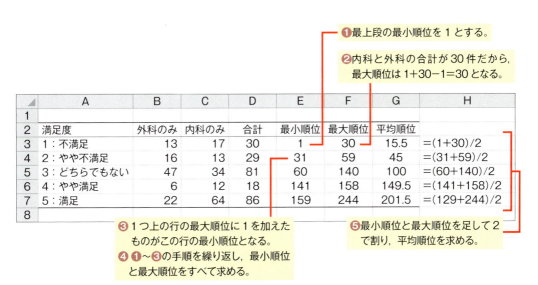

図 7-8　平均順位を求める

おのおのの科の件数に平均順位をかけて求める(図7-9，この図では，合計，最小順位，最大順位の列は削除してある)。

	A	B	C	D	E	F
1						
2						
3	満足度	外科のみ	内科のみ	平均順位	外科順位小計	内科順位小計
4	1：不満足	13	17	15.5	201.5	263.5
5	2：やや不満足	16	13	45	720	585
6	3：どちらでもない	47	34	100	4700	3400
7	4：やや満足	6	12	149.5	897	1794
8	5：満足	22	64	201.5	4433	12896

平均順位の値から外科順位の小計，内科順位の小計を求める。

13*15.5=201.5
17*15.5=263.5

図7-9 順位の小計を求める

7. 外科件数 $n1$，内科件数 $n2$，外科順位合計 $R1$，内科順位合計 $R2$ を求める。また，$U1$, $U2$ の算出に必要な，$n1n2$, $n1+n2$, $n1+n2+1$ の値を求める(図7-10)。

8. ここで，すでに説明した下記の順位の性質，および順位の合計と件数の関係を用いて検算を行う。この式の右辺と左辺が等しければ今までの作業が正しかったことになる。

$$R1 + R2 = \frac{1}{2}(n1+n2)(n1+n2+1)$$

	A	B	C	D	E	F	G
1							
2							
3		満足度	外科のみ	内科のみ	平均順位	外科順位小計	内科順位小計
4		1：不満足	13	17	15.5	201.5	263.5
5		2：やや不満足	16	13	45	720	585
6		3：どちらでもない	47	34	100	4700	3400
7		4：やや満足	6	12	149.5	897	1794
8		5：満足	22	64	201.5	4433	12896
9		合計	104	140		10951.5	18938.5
10							
11			$n1$, $n2$ を求める。			$R1$, $R2$ を求める。	
12		外科件数 $n1$	104		外科順位合計 $R1$		10951.5
13		内科件数 $n2$	140		内科順位合計 $R2$		18938.5
14		$n1n2$	14560				
15		$n1+n2$	244		検算	$R1+R2$	29890
16		$n1+n2+1$	245			$(n1+n2)(n1+n2+1)/2$	29890
17							
18		$U1$, $U2$ を求めるのに必要な値を求める。				両者の値が等しいので O.K.	

図7-10 必要な値を求め，検算を行う

	A	B	C	D	E	F	G	H	I	J
10										
11		外科件数 $n1$	104		外科順位合計 $R1$		10951.5			
12		内科件数 $n2$	140		内科順位合計 $R2$		18938.5			
13		$n1n2$	14560							
14		$n1+n2$	244	検算	$R1+R2$		29890			
15		$n1+n2+1$	245		$(n1+n2)(n1+n2+1)/2$		29890			
16										
17										
18		$U1$	9068.5	=C13+C11*(C11+1)/2-G11						
19		$U2$	5491.5	=C13+C12*(C12+1)/2-G12			$U1=n1n2+\dfrac{n1(n1+1)}{2}-R1$			
20		U_{cal}	5491.5	=MIN(C18:C19)						
21							$U2=n1n2+\dfrac{n2(n2+1)}{2}-R2$			
22		$U_{cal}-(n1n2/2)$	-1788.5	=C20-C13/2						
23		$n1n2(n1+n2+1)/12$	297266.7	=C13*C15/12			U_{cal}=MIN($U1,U2$) ➡ $U1, U2$			
24							の小さいほうの値			
25		z 値	3.280317	=ABS(C22/SQRT(C23))						
26							$z=\dfrac{|U_{cal}-(n1n2/2)|}{\sqrt{n1n2(n1+n2+1)/12}}$			
27										
28		p 値	0.000518	=1-NORM.S.DIST(C25,TRUE)						
29										
30										

図 7-11 正規分布での近似を求める

9. 図 7-10 の例では,両者が等しく,一連の作業が正しいことが証明された。

ここまでの計算で,$R1$,$R2$ が正しく求まったのが確認できたので,下記の統計量,$U1$,$U2$ を求め,小さいほうを U_{cal} として使用します(図 7-11)。

$$U1 = n1n2 + \frac{n2(n2+1)}{2} - R2 \qquad U2 = n1n2 + \frac{n1(n1+1)}{2} - R1$$

$U1=5491.5$,$U2=9068.5$ であるので,小さいほうの $U1=5491.5$ を U_{cal} とします。データ数が $n1$,$n2$ おのおの 20 以下であれば,本書巻末の U 検定の表(201〜203ページ)に有意水準 5%になる値が掲載されているので,それを用います。しかし,$n1$,$n2$ が 20 以上の大試料の場合,U 検定の表では,それに相当する値は取り上げられていません。このようなときの U_{cal} の分布は,平均値 μ_u,標準偏差 σ_u の正規分布に近似することが知られています。ここで,平均値 μ_u,標準偏差 σ_u は,下記の式で定義されます。

$$\text{平均値} \qquad \mu_U = \frac{n1 \times n2}{2}$$

$$\text{標準偏差} \qquad \sigma_U = \sqrt{\frac{n1n2(n1+n2+1)}{12}}$$

正規分布する U の分布を平均値と標準偏差を用いて,$z=(U_{cal}-$平均値$)/$標準偏差,という変換をして,標準化(standardization)を行います。これは,第 2 章「2 正規分布を体験する」の項で示した,$z=(x-$平均値$)/$標準偏差,の変換です(69 ページ)。z の値は,次の式で求まります。

$$z = \frac{|U_{cal} - (n1n2/2)|}{\sqrt{n1n2(n1+n2+1)/12}}$$

その結果，$z = 3.2803$ の値が求まります。これは標準正規分布（平均 0，標準偏差 1 の正規分布）での x 軸の値（x）を示しています。したがって，z が 3.2803 以上になる確率を求めなくてはなりません。

その目的には，今まで何度か使用した NORM.S.DIST 関数を用います。第 2 章「3 違いについて考える」の項目の 76 ページで説明したように，NORM.S.DIST 関数は標準正規分布のグラフの $-\infty$ から z までの積分値（面積）を求める関数です。ですから $p = 1 - \text{NORM.S.DIST}(z, \text{true})$ とおくと，p は z より大きくなる確率を示し，これと有意水準 5％，1％と比較して検定を行います（図 7-11）。

最終的に，$p = 0.00052$ が求まります。$p < 0.001$ ですので，有意水準 0.1％で帰無仮説を棄却します。

茶髪はどこまで許せるか──看護職員からみた茶髪の評価

看護職員が茶髪といえばどのような色をイメージするか，という点と，茶髪にしている人を見たときの印象を調査しました。

髪の色のイメージは，5 段階の色見本 A〜E（黒，こげ茶〜明るい金色）をカラー印刷したものを提示しました。茶髪にしている人を見たときの印象を，「明るい」「目だつ」「清潔」「やさしい」などの 13 項目に関して，「1：はい」「2：ややはい」「3：ややいいえ」「4：いいえ」の 4 段階で尋ねました。髪の色のイメージの色見本 A〜C を「弱い茶髪群」，色見本 D・E を「強い茶髪群」と定義し，両群における回答の割合に差があるかを各項目ごとに求めました。

弱い茶髪群と強い茶髪群において，年齢構成の差は見られませんでした。図 7-12 に示す分布において，強い茶髪と弱い茶髪の間で，茶髪の印象に対する差異は存在するでしょうか。

表だけでは全体の傾向をつかめないので，グラフを作成してみます（図 7-13,

	A	B	C	D	E	F	G	H
1								
2								
3			茶髪の人は明るい			茶髪は目だつ		
4			弱い茶髪	強い茶髪		弱い茶髪	強い茶髪	
5		1：はい	9	23		24	121	
6		2：ややはい	11	23		54	63	
7		3：ややいいえ	51	78		23	25	
8		4：いいえ	65	104		35	19	
9		計	136	228		136	228	
10								

図 7-12　茶髪の印象

7-14)。このグラフを見ると「茶髪は目だつか」の質問で，弱い茶髪群と強い茶髪群で差がみられるような気がします。そこで仮説をたてて U 検定を行います。

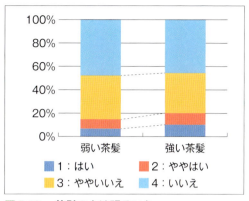

図 7-13　茶髪の人は明るいか

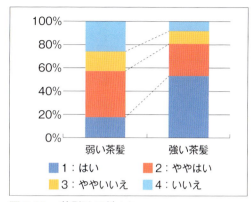

図 7-14　茶髪は目だつか

◎「茶髪は明るいか」についての検定

(仮説)

H_0：弱い茶髪群と強い茶髪群の間で，解答の中央値に差がない。

H_1：弱い茶髪群と強い茶髪群の間で，解答の中央値に差がある。

図 7-15 に示したように，U 検定を行うと，$z = 0.7764$，$p = 0.2188$ となり，有意水準 5% で H_0 を棄却できないことになります。

◎「茶髪は目だつか」についての検定

(仮説)

H_0：茶髪群と強い茶髪群の間で，解答の中央値に差がない。

H_1：茶髪群と強い茶髪群の間で，解答の中央値に差がある。

図 7-16 に示したように，U 検定を行うと，$p = 3E-11$ ときわめて小さな値となり，有意水準 5% で H_0 を棄却することになります。

補足

　最初にこの研究の相談を受けたときに，「解析してどうするのですか」と聞いたところ，「学生の指導の指標としたいのです」という答えが返ってきて感心しました。研究では「だからどうなんだ」が大事です。この研究の場合は，「このように茶髪は思われている。だからそれを考慮しておしゃれをしてください」と事実を示して指導できるわけです。皆さんも，有意差のみに気をとられずに，事実を示し，「だからどうなんだ」と言えるような研究を目指してください。

	A	B	C	D	E	F	G	H	I	J	K
1											
2			弱い茶髪	強い茶髪	合計	最小順位	最大順位	平均順位		弱い茶髪 順位小計	強い茶髪 順位小計
3		1：はい	9	23	32	1	32	16.5		148.5	379.5
4		2：ややはい	11	23	34	33	66	49.5		544.5	1138.5
5		3：ややいいえ	51	78	129	67	195	131		6681	10218
6		4：いいえ	65	104	169	196	364	280		18200	29120
7			136	228	364					25574	40856
8											
9		弱い茶髪 $n1$	136		$R1$	25574					
10		強い茶髪 $n2$	228		$R2$	40856					
11		$n1n2$	31008								
12		$n1+n2$	364		検算	$R1+R2$	66430				
13		$n1+n2+1$	365		$(n1+n2)$ $(n1+n2+1)/2$	66430					
14											
15		$U1$	14750								
16		$U2$	16258		U_{cal} として $U1$ を使用。						
17		z 値	0.7764		=ABS((C15-(C11/2)))/(SQRT(C11*C13/12))						
18		p 値	0.21876		=1-NORM.S.DIST(C17,TRUE)						
19											

図 7-15　「茶髪の人は明るいか」に関する U 検定

	A	B	C	D	E	F	G	H	I	J	K
1											
2			弱い茶髪	強い茶髪	合計	最小順位	最大順位	平均順位		弱い茶髪 順位小計	強い茶髪 順位小計
3		1：はい	24	121	145	1	145	73		1752	8833
4		2：ややはい	54	63	117	146	262	204		11016	12852
5		3：ややいいえ	23	25	48	263	310	286.5		6589.5	7162.5
6		4：いいえ	35	19	54	311	364	337.5		11812.5	6412.5
7			136	228	364					31170	35260
8											
9		弱い茶髪 $n1$	136		$R1$	31170					
10		強い茶髪 $n2$	228		$R2$	35260					
11		$n1n2$	31008								
12		$n1+n2$	364		検算	$R1+R2$	66430				
13		$n1+n2+1$	365		$(n1+n2)$ $(n1+n2+1)/2$	66430					
14											
15		$U1$	9154								
16		$U2$	21854								
17		z 値	6.5385		(U_{cal} として $U1$ を使用)						
18		p 値	3.E-11								
19											
20											

図 7-16　「茶髪は目だつか」に関する U 検定

正規分布とみなせないデータの解析──あなたの「ちょっと待って」はどれくらい？ 日本語のあいまいさの検討

患者さんと何気なく交わす言葉や医療者間で交わす言葉をよく考えると，かなり問題を含んでいます．「しばらく様子を見てください」「しばらくしたら来てください」「ちょっと待ってください」「あとでお話しましょう」など，これらの表現で，自分が考える時間の長さと，相手の時間の長さが異なれば，トラブルのもととなります．そこで，看護師，福祉施設職員とで調査をしてみました（図 7-17）．調査した質問のうち，以下の 2 種類を例に検討を行います．

1. 「患者さんの様子をしばらく見ていてください」と言われたら何分ぐらい見ていますか？
2. 患者さんに「名前を呼ばれたら，しばらくしてから来てください」と言った場合，何分ぐらいたってから患者さんが来ると思いますか？

A	B	C	D	E	F	G	H	I	J
1									
2	1：しばらく様子を見る					2：しばらくして来る			
3	時間(分)	看護師(人)	福祉施設職員(人)	計		時間(分)	看護師(人)	福祉施設職員(人)	計
4	1	17	5	22		1	4	12	16
5	2	5	1	6		2	2	8	10
6	3	12	11	23		3	17	21	38
7	5	9	23	32		5	17	49	66
8	10	4	31	35		10	6	16	22
9	15	0	6	6		15	1	4	5
10	20	0	9	9		20	0	1	1
11	30	0	23	23		30	0	3	3
12	60	0	4	4		50	0	1	1
13	90	0	2	2		合計	47	115	162
14	合計	47	115	162					
15									

図 7-17　あいまいな表現

福祉施設職員と看護師の感覚の差は，施設と病院とで連携をとるときに重要になります．時間は，間隔・比例変数ですが，図 7-17 を見ると，極端に大きな 90 分という値もあるため，とても正規分布とはみなせません．そのため，時間を順序変数として扱って U 検定を行ってみましょう．

まず，「1：しばらく様子を見る」について検定します（図 7-18）．
「2：しばらくして来る」のデータも同じシートにデータを上書きして検定してみましょう（図 7-19）．ここで注意するのは，「しばらく様子を見る」はデータが 11 行あったのに，今度は 10 行しかデータがない点です．その点に注意してデータを作成します（図 7-19）．なお，看護師，福祉施設職員の両方とも 0 件のようなデータがある場合，Excel の数式で順位計算をすると，順位がおかしくなることがあります．そのため，

	A	B	C	D	E	F	G	H	I	J
1		1：しばらく様子を見る								
2		時間(分)	看護師(人)	福祉施設職員(人)	計	最小順位	最大順位	平均順位	看護師順位計	職員順位計
3		1	17	5	22	1	22	11.5	195.5	57.5
4		2	5	1	6	23	28	25.5	127.5	25.5
5		3	12	11	23	29	51	40	480	440
6		5	9	23	32	52	83	67.5	607.5	1552.5
7		10	4	31	35	84	118	101	404	3131
8		15	0	6	6	119	124	121.5	0	729
9		20	0	9	9	125	133	129	0	1161
10		30	0	23	23	134	156	145	0	3335
11		60	0	4	4	157	160	158.5	0	634
12		90	0	2	2	161	162	161.5	0	323
13		合計	47	115	162				1814.5	11388.5
14										
15			$n1$	47		$R1$		1814.5		
16			$n2$	115		$R2$		11388.5		
17			$n1*n2$	5405		$R1+R2$		13203		
18			$n1+n2$	162		$(n1+n2)(n1+n2+1)/2$		13203		
19			$n1+n2+1$	163						
20										
21			$U1$	4718.5		z値		7.4403		
22			$U2$	686.5		p値		5.E-14		
23			U_{cal}	686.5						
24										

図 7-18 「しばらく様子を見る」を検定する

	A	B	C	D	E	F	G	H	I	J
1		2：しばらくして来る								
2		時間(分)	看護師(人)	福祉施設職員(人)	計	最小順位	最大順位	平均順位	看護師順位計	職員順位計
3		1	4	12	16	1	16	8.5	34	102
4		2	2	8	10	17	26	21.5	43	172
5		3	17	21	38	27	64	45.5	773.5	955.5
6		5	17	49	66	65	130	97.5	1657.5	4777.5
7		10	6	16	22	131	152	141.5	849	2264
8		15	1	4	5	153	157	155	155	620
9		20	0	1	1	158	158	158	0	158
10		30	0	3	3	159	161	160	0	480
11		50	0	1	1	162	162	162	0	162
12		合計	47	115	162				3512	9691
13										
14			$n1$	47		$R1$		3512		
15			$n2$	115		$R2$		9691		
16			$n1*n2$	5405		$R1+R2$		13203		
17			$n1+n2$	162		$(n1+n2)(n1+n2+1)/2$		13203		
18			$n1+n2+1$	163						
19										
20			$U1$	3021		z値		1.175		
21			$U2$	2384		p値		0.120		
22			U_{cal}	2384						
23										

図 7-19 「しばらくして来る」を検定する

そのようなデータがあるときは，解析から除外して解析をします。

　U 検定を行うと，「しばらく様子を見る」の質問のみで職種の間で有意差がみられますが，それだけでよいのでしょうか。検定でこわいのは，単に「有意差があった，なかった」のみを気にすることです。データをよく見ると，看護師の時間感覚はすべて 15 分程度までにおさまっていますが，福祉施設職員では極端に長い人が存在します。見方を変えれば，看護師が相手を待たすことはあまりないのですが，他の職種の方と打ち合わせをすると，待たされる可能性があるのです。ですから，大事な話をするときには，あいまいな表現をするのでなく，具体的な時間をあげるのがよいでしょう。

　筆者も今までいろいろな解析を見ましたが，このように極端に大きな外れ値が意味をもつデータは初めて見ました。解析をするときには，何が意味をもつかを十分考えてから検定を行うようにしましょう。

おわりに　各種の順序尺度のアンケートやスケールの比較に便利に使える U 検定について解析しました。順序尺度のアンケートでも，複数の項目に点数付けて足し合わせてスコア化すると，中心極限定理によって多くの場合でスコアは正規分布とみなせるようになります。その場合は，「解析において点数の合計(あるいは平均)を求め，連続尺度として扱った」などと，解析条件を明確にすれば，t 検定を使ってもよいでしょう。しかし，必ず一度はグラフを描いて変数の分布を検討しましょう。

8 Wilcoxonの符号付順位和検定

はじめに 対応のある場合の順序尺度の検定,つまり,各種の順序尺度の評価やスケールを同一人物で2回測定したといった場合は,Wilcoxonの符号付順位和検定を行います。これは対応のある2種類の測定値の差を求め,両者に違いがなければ差は0の近くに分布し,そうでなければ0から離れて測定値の差が分布する性質を利用します。この方法は,時間をおいて,同一人物にアンケート調査をした場合など,幅広い分野の解析に応用できます。

チェックポイント
▶ 変数は順序尺度か,もしくは間隔・比例尺度でも正規性がないと考えられるか。
▶ 変数に対応はあるか。

少ないデータでの解析──麻酔教室の前後で意識は変わるか

全身麻酔の手術予定患者に,手術部の看護師長と麻酔科の教授が麻酔教室を開き,麻酔と手術の説明を行いました。「Q1 麻酔がこわい」から「Q8 手術室は冷たい雰囲気がある」という8種類の設問に対して,不安の尺度を「まったくない」(1点)から「とてもそうだ」(5点)までの5段階で評価しました(**表 8-1**)。麻酔教室参加前と参加後とで不安の尺度に改善がみられるでしょうか。

表 8-1 質問項目

	質問項目		
Q1	麻酔がこわい	Q5	手術のことが頭から離れない
Q2	麻酔のことが頭から離れない	Q6	手術に関してもっと知りたい
Q3	麻酔に関してもっと知りたい	Q7	手術室についてもっと知りたい
Q4	手術がこわい	Q8	手術室は冷たい雰囲気がある

(仮説)
H_0:麻酔教室の参加前後で不安の尺度に変化はない。
H_1:麻酔教室の参加前後で不安の尺度に変化はある。

Wilcoxonの符号付順位和検定では，同一人物で調査の前後の差を求めます。例として「麻酔がこわい」をとりあげ，麻酔教室の参加前の点数から，参加後の結果を引きます。結果がプラスになっているものは，不安が軽減したものです。そうすると，大半の例で不安が軽減しているのがわかります（図 8-1）。

	A	B	C
1			
2	参加前	参加後	参加前－参加後
3	3	2	1
4	1	1	0
5	2	1	1
6	5	5	0
7	4	3	1
8	3	3	0
9	3	1	2
10	4	5	-1
11	5	2	3
12	1	1	0
13	3	3	0
14	5	3	2
15	5	5	0
16	4	1	3
17	3	1	2
18	3	1	2
19	5	5	0
20	3	3	0
21	4	3	1
22	5	3	2
23	1	1	0
24	1	1	0
25			

図 8-1　「麻酔がこわい」に関する変化

不安の尺度の差に対して，Excelのピボットテーブルの機能で集計表を作成します（図 8-2）。

	D	F
1		
2	データの個数/参加前－参加後	
3	参加前－参加後 ▼	集計
4	-1	1
5	0	10
6	1	4
7	2	5
8	3	2
9	総計	22
10		

図 8-2　点数の差の集計

差の絶対値を求めて，先ほどの表を作りかえます。この場合，結果が0のものは省

きます。U検定のときと同じように，最小順位，最大順位をもとに，平均順位を求めます（図 8-3）。

	H	I	J	K	L
1					
2	差の絶対値の順位	個数	最小順位	最大順位	平均順位
3	1	5	1	5	3
4	2	5	6	10	8
5	3	2	11	12	11.5
6					

図 8-3　差の絶対値の順位を求める

差の絶対値をとる前の図 8-2 で，平均順位を当てはめて，負の差と正の差のおのおので順位合計を求め，R^-，R^+ とおきます（図 8-4）。

符号をつけた順位	個数	平均順位	平均順位の合計
-1	1	3	3
1	4	3	12
2	5	8	40
3	2	11.5	23
	件数　$n=12$		

負の差の順位の合計　R^-	3
正の差の順位の合計　R^+	75

図 8-4　符号を考慮して順位を求める

U検定で述べたように，平均順位の和は，$n*(n+1)/2$ となる性質があります。$n=12$ なので，$n*(n+1)/2 = 78$ となります。図 8-4 より，平均順位の合計 = 78 なので，ここまでの計算は合っていることがわかります。

ここで，R^- と R^+ の小さいほうを T_{cal} と名づけます。今回の例では，$T_{cal}=3$ となります。本書巻末の付表 7「Wilcoxon の符号付順位和検定」で（204 ページ），標本数と有意水準から求まる統計量 T_{cal} が表中の値に等しいか，より小さければ，指定した有意水準での帰無仮説を棄却します。

今回は，全体で 22 人ですが，差分が 0 のものを除いて，$n=12$ とします。巻末の数表で $n=12$，両側検定 0.05 の値を見ます。通常の検定の数表では，求めた値より大きい場合，帰無仮説 H_0 を棄却します。しかし，U 検定，Wilcoxon の符号付順位和検定の場合は，**数表より求めた値より小さい場合に帰無仮説 H_0 を棄却**するので，注意が必要です。

本書巻末の付表 7「Wilcoxon の符号付順位和検定」の表を見てください。n が 12 の場合の $p=0.05$ の値を $T12(0.05)$ で表現すると，$T12(0.05)=14$，そして $p=0.01$ の場合は，$T12(0.01)=7$ となります。そのため，$T_{cal}=3 < T12(0.05)=14$ となり，$T_{cal}=3$

$< T12(0.01) = 7$ となります。つまり，有意水準 0.01 で帰無仮説(H_0：麻酔教室の前後で不安の尺度に変化はない)を棄却します。

今回の例でもわかるように，Wilcoxon の符号付順位和検定法では，差分が 0 のものは除外してよいため，最初のデータ数が多くても，最終的には，「Wilcoxon の符号付順位和検定」の表を見るだけで結果を得る場合が多くあります。

例題 図 8-5 に示す各質問での解析を自分で行え。

	A	B	C	D	E	F	G	H	I	J	K	L
1												
2			質問項目	-4	-3	-2	-1	0	1	2	3	4
3		Q1	麻酔がこわい				1	10	4	5	2	
4		Q2	麻酔のことが頭から離れない			1	1	10	4	5	1	
5		Q3	麻酔に関してもっと知りたい					5	4	6	6	1
6		Q4	手術がこわい			3	1	6	6	3	3	
7		Q5	手術のことが頭から離れない			2	1	10	6	1	1	1
8		Q6	手術に関してもっと知りたい				1	7	1	8	5	
9		Q7	手術室についてもっと知りたい				4	4	4	9	1	
10		Q8	手術室は冷たい雰囲気がある		1	4	1	8	5	3		
11												

図 8-5 麻酔教室前後の意識の変化

● 解説

「Q2 麻酔のことが頭から離れない」の解析方法を図 8-6 に示します。同様の方法で解析を行ったすべての項目の解析結果を図 8-7 に示します。

	A	B	C	D	E	F	G	H	I	J	K	L
1												
2		質問項目		-4	-3	-2	-1	0	1	2	3	4
3		Q2　麻酔のことが頭から離れない				1	1	10	4	5	1	
4												
5		差の絶対値の順位	件数	最小順位	最大順位	平均順位						
6		1	5	1	5	3						
7		2	6	6	11	8.5						
8		3	1	12	12	12						
9												
10		符号をつけた順位	件数	平均順位	平均順位の合計	負の差の順位の合計 R^-	11.5					
11		-2	1	8.5	8.5							
12		-1	1	3	3							
13		1	4	3	12	正の差の順位の合計 R^+	66.5					
14		2	5	8.5	42.5							
15		3	1	12	12							
16												
17			$n=12$			R^-+R^+	78					
18			$n*(n+1)/2=78$									
19						等しいかを確認						

図 8-6 「Q2 麻酔のことが頭から離れない」の解析方法

	A	B	C	D	E	F
1						
2		質問項目	n	T_{cal}	両側検定の有意水準	
3		Q1	12	3	$T_{12}(0.05)=14$	*
4		Q2	12	11.5	$T_{12}(0.05)=14$	*
5		Q3	17	0	$T_{17}(0.05)=35$	*
6		Q4	16	35.5	$T_{16}(0.05)=30$	
7		Q5	12	22	$T_{12}(0.05)=14$	
8		Q6	15	1.5	$T_{15}(0.05)=25$	*
9		Q7	18	18	$T_{18}(0.05)=40$	*
10		Q8	14	47.5	$T_{14}(0.05)=21$	
11		* $p<0.05$				
12						

図 8-7　各質問の解析結果

多くのデータでの解析──変形性頸椎症に対する手術前後の神経症状の変化

　変形性頸椎症（cervical spondylosis；CS）に対する手術前後の神経症状の変化を検定します。神経症状を3種類の尺度（おのおの1〜5点）の合計15点満点のスコアで評価し，術後から術前の値を引いて検定を行います．解析は Wilcoxon の符号付順位和検定で行います．3種類の尺度は，下肢運動機能，上肢運動機能，痛みと知覚障害です（角谷暁：脊髄・脊椎疾患の神経症状判断基準について．*Spinal Surgery* 6：3-5, 1992）．なおデータは，実際のデータの日付，年齢に乱数を加えて改変し，その一部を図 8-8 に示しました．

　最初にデータを，64歳まで，65〜74歳，75歳以上の3つに分けます．対応のあるデータの場合，観察の前後で同一人物を直線で結んだグラフを作成すると，全体の傾向を把握でしやすくなります（図 8-9〜8-11）．

　3種類のグラフを見ると，以下の点が明らかになります．
①おおむね術後のスコア合計は上昇する．
②ときどき前後でスコア合計が変わらない人がいる（グラフ中，太い破線で示す）．
③年齢が増加すると，グラフは下方向に移動する．

　3つの年代の神経症状の変化（術後と術前のスコア合計の差）を図 8-12 に示します．このなかで，74歳より上，つまり75歳以上の神経症状の変化を例に，Wilcoxon の符号付順位和検定を行います．

（仮説）

H_0：術前と術後で神経症状に変化はない．
H_1：術前と術後で神経症状に変化がある．

　今まで述べた Wilcoxon の符号付順位和検定と同じように処理をします．
1. 手術後の点数から手術前の点数を引いて，点数ごとの頻度を求めます．

	A	B	C	D	E	F	G	H	I	J
1	ID	手術日	年齢	年代	手術方法*	術前スコア合計	術後スコア合計	観察期間	疾病	部位
2	1001	2005-07-20	56	1:≦64	2	11	14	42	CS	
3	1002	2006-08-03	45	1:≦64	2	12	13	17	CS	C4-7
4	1003	2007-02-15	83	3:75≦	2	5	10	10	CS	C3-6
5	1004	2007-03-04	65	2:65-74	2	4	11	24	CS	C3-5
6	1005	2007-03-17	76	3:75≦	2	4	13	62	CS	C3-6
7	1006	2007-03-25	47	1:≦64	1	9	13	108	CS	C4/5,5/6
8	1007	2007-04-03	75	3:75≦	2	11	14	21	CS	C3-6
9	1008	2007-05-11	88	3:75≦	2	11	12	12	CS	C3-6
10	1009	2007-05-26	77	3:75≦	1	8	7	24	CS	C4/5
95	1094	2016-07-02	74	2:65-74	1	7	12	18	CS	C4/5
96	1095	2016-07-16	75	3:75≦	2	12	12	11	CS	C3/4,4.5
97	1096	2016-10-17	67	2:65-74	1	11	12	15	CS	C4/5,5/6
98	1097	2016-11-19	66	2:65-74	1	13	13	15	CS	C3/4
99										

図 8-8　実際のデータ　　　　　　　＊手術方法は，前方アプローチ：1，後方アプローチ：2 で示した。

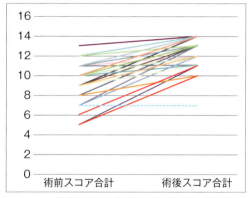

図 8-9　64 歳までのグラフ

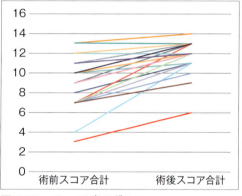

図 8-10　65〜74 歳のグラフ

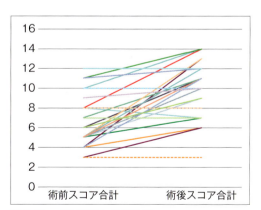

図 8-11　75 歳以上のグラフ

	A	B	C	D	E	F
1						
2		スコア合計の差	≦64歳	65-74歳	≧75歳	
3		-1			1	
4		0	2	2	7	
5		1	11	5	2	
6		2	13	3	2	
7		3	7	8	4	
8		4	4	2	4	
9		5	6	1	3	
10		6	2	1	2	
11		7		1	2	
12		8			1	
13		9			1	
14		計	45	23	29	
15						

図 8-12 年代別の神経症状の変化

2. 平均の順位を求めます。
3. 差が－の場合と＋の場合に分けて，R^-とR^+を求めます。

ある程度例数が多い場合は，統計学の教科書にある「Wilcoxonの符号付順位和検定」の表には必要な値がないため，これを使わずに，T_{cal}の値を標準正規分布に変換して判断します。その場合，平均値μ_Tと標準偏差σ_Tは，下記のように求めます。

平均値　$\mu_T = \dfrac{n(n+1)}{4}$

標準偏差　$\sigma_T = \sqrt{\dfrac{n(n+1)(2n+1)}{24}}$

これらの値をもとに，T_{cal}を標準正規分布に変換します。これは，$z=(T_{cal}-平均値)/標準偏差$の変換で，U検定のときと同じ考え方です。その結果，標準化した値（zで表す）は下記のようになり，その値で判断を行います。

$$z = \dfrac{|T_{cal} - n(n+1)/4|}{\sqrt{n(n+1)(2n+1)/24}}$$

図 8-12に示した，縦方向の数値，75歳以上の前後の差を横方向に展開して，術後－術前のスコアの変化を記述し，検定を行います。

一連の処理を行うと，$T_{cal}=2$，$z=4.042$，$p=2.65\mathrm{E}{-05}$となります（図 8-13）。

	A	B	C	D	E	F	G	H	I	J	K	L	M
1													
2		術後 - 術前	-1	0	1	2	3	4	5	6	7	8	9
3		件数	1	7	2	2	4	4	3	2	2	1	1
4													
5			差の絶対値	件数	最小順位	最大順位	平均順位		差	件数	平均順位	平均順位計	
6			1	3	1	3	2		-1	1	2	2	
7			2	2	4	5	4.5		1	2	2	4	
8			3	4	6	9	7.5		2	2	4.5	9	
9			4	4	10	13	11.5		3	4	7.5	30	
10			5	3	14	16	15		4	4	11.5	46	
11			6	2	17	18	17.5		5	3	15	45	
12			7	2	19	20	19.5		6	2	17.5	35	
13			8	1	21	21	21		7	2	19.5	39	
14			9	1	22	22	22		8	1	21	21	
15				22					9	1	22	22	
16													
17			n	22		R^-	2						
18			$n+1$	23		R^+	251						
19					検算	R^-+R^+	253		← 等しいか確認				
20		$T_{cal}(R^-,R^+$の小さいほう$)$		2		$n*(n+1)/2$	253						
21													
22		平均値	$n*(n+1)/4$		126.5								
23													
24													
25		標準偏差	30.80			z 値	4.04197			p 値	2.65E-05		

=SQRT(D17*D18*(2*D17+1)/24)

標準偏差 $= \sqrt{\dfrac{n(n+1)(2n+1)}{24}}$

= ABS(D20-E22)/C25

$z = \dfrac{|T_{cal} - n(n+1)/4|}{\sqrt{n(n+1)(2n+1)/24}}$

=1-NORM.S.DIST(G25,TRUE)

図 8-13　75 歳以上における術後 - 術前のスコアの変化

例題 図 8-12 で，64 歳以下，65～74 歳で，同様の解析を行え。

●解説

64 歳以下の場合の解析を図 8-14 に，65～74 歳の場合の解析を図 8-15 に示します。

64 歳以下では，$p=3.77$-E09，65～74 歳では，$p=2.98$-E05 といずれもきわめて小さな値をとり，帰無仮説，H_0：術前と術後で神経症状に変化はない，を棄却します。

	A	B	C	D	E	F	G	H	I	J	K	L	M
1													
2		術後 − 術前	−1	0	1	2	3	4	5	6	7	8	9
3		件数		2	11	13	7	4	6	2			
4													
5			差の絶対値	件数	最小順位	最大順位	平均順位		差	件数	平均順位	平均順位計	
6			1	11	1	11	6		−1				
7			2	13	12	24	18		1	11	6	66	
8			3	7	25	31	28		2	13	18	234	
9			4	4	32	35	33.5		3	7	28	196	
10			5	6	36	41	38.5		4	4	33.5	134	
11			6	2	42	43	42.5		5	6	38.5	231	
12			7						6	2	42.5	85	
13			8						7				
14			9						8				
15				43					9				
16													
17			n	43		R^-	0						
18			$n+1$	44		R^+	946						
19					検算	$R^- + R^+$	946		← 等しいか確認				
20		$T_{cal}(R^-, R^+$ の小さいほう$)$		0		$n*(n+1)/2$	946						
21													
22		平均値	$n*(n+1)/4$		473								
23													
24													
25		標準偏差 $=\sqrt{\dfrac{n(n+1)(2n+1)}{24}}=$			81.86	$z=\dfrac{\lvert T_{cal}-n(n+1)/4 \rvert}{\sqrt{n(n+1)(2n+1)/24}}=$		5.778		$p=$	3.77E−09		
26													

図 8-14 64 歳以下の場合

	A	B	C	D	E	F	G	H	I	J	K	L	M
1													
2		術後 − 術前	−1	0	1	2	3	4	5	6	7	8	9
3		件数		2	5	3	8	2	1	1	1		
4													
5			差の絶対値	件数	最小順位	最大順位	平均順位		差	件数	平均順位	平均順位計	
6			1	5	1	5	3		−1				
7			2	3	6	8	7		1	5	3	15	
8			3	8	9	16	12.5		2	3	7	21	
9			4	2	17	18	17.5		3	8	12.5	100	
10			5	1	19	19	19		4	2	17.5	35	
11			6	1	20	20	20		5	1	19	19	
12			7	1	21	21	21		6	1	20	20	
13			8						7	1	21	21	
14			9						8				
15				21					9				
16													
17			n	21		R^-	0						
18			$n+1$	22		R^+	231						
19					検算	$R^- + R^+$	231		← 等しいか確認				
20		$T_{cal}(R^-, R^+$ の小さいほう$)$		0		$n*(n+1)/2$	231						
21													
22		平均値	$n*(n+1)/4$		115.5								
23													
24													
25		標準偏差 $=\sqrt{\dfrac{n(n+1)(2n+1)}{24}}=$			28.77	$z=\dfrac{\lvert T_{cal}-n(n+1)/4 \rvert}{\sqrt{n(n+1)(2n+1)/24}}=$		4.015		$p=$	2.98E−05		
26													

図 8-15 65 歳〜74 歳の場合

おわりに Wilcoxonの符号付順位和検定は，各種の順序尺度の評価やスケールを二度繰り返して測定するときに便利に使えます．対応をつけたデータを作成しておけば，少ない数でも有意差を出しやすい，つまり効率よく検定ができます．何らかの介入を行った前後で，どのように患者の意識が変わったかなどという，ごく一般的な問題にも応用ができますので，より応用範囲の広い手法です．

9 正規性を検討する

はじめに 研究で数多く用いられている t 検定は，間隔・比例尺度であり，かつ試料が正規分布をしている必要があります。しかし，どのようになったら「正規分布をしている」と言ってよいのでしょうか。順序尺度での t 検定は本当にいけないのでしょうか。研究の初心者の方は，試料の分布のグラフを示して，「試料は図のような分布をしていたので，正規分布と仮定して解析を行った」と言えばよいでしょう。しかし，理論的に考えたい場合はそうもいきません。そこで，本項では試料の正規性をめぐる話題について述べます。

正規分布と仮定するのを避ける場合

たとえば5段階のアンケートの評価を比較検討する場合は，5段階程度で正規分布ということ自体に無理がありますので，素直にノンパラメトリック検定（183ページ）を行います。ノンパラメトリック検定は，順序尺度の検定で，本書では，Mann-Whitney の U 検定，Wilcoxon の符号付順位和検定の2つを取り上げました。

試料の性質を考慮する場合

身近な例では，在院日数，診療報酬点数などは極端に大きいものが存在するため，正規分布と仮定するのには無理があります。しかし，生化学のデータなどでは，対数変換，3乗根，2乗などの変数の変換操作を行うことにより，変数の分布が正規分布と見なせるものもありますので，その場合は変数の変換を行います。

順序尺度であるが連続尺度と見なす場合

今回は詳しく説明しませんでしたが，**中心極限定理**という定理があります。簡単にいうと，どのような分布であっても複数個足し合わせる，あるいは平均をとると正規分布になるというものです。

今，1～5までの整数値をとる乱数を4種類，おのおの200個用意します。そのおのおのの分布を求めると**図9-1**のようになります。どう見ても正規分布には見えません。しかし，その合計をとると，おおむね正規分布に近くなってきます（**図9-2**）。

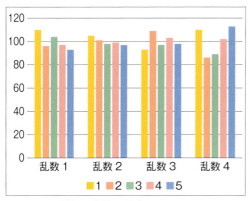

図 9-1　4 種類の乱数の分布

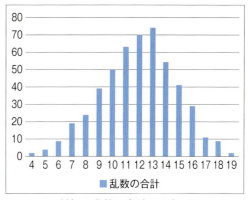

図 9-2　4 種類の乱数の合計の分布

　ですから，アンケートを複数合わせてスコア化したものに t 検定を行うのはすべて間違いとはいえません。順序尺度でも t 検定を行っていると論文が受理されない場合があるので注意が必要ですが，変数の分布を示し，「変数は順序尺度であるが，合計したスコアの分布は正規分布と見なせたので，今回は，順序尺度のスコアを間隔・比例尺度と見なして t 検定を行った」とすれば許されるでしょう。最初から強引に t 検定で行うのと，それなりに変数の分布を確かめて，事情をわきまえて検定を行うのでは話が異なってきます。

おわりに　初心者の方の論文で多く見られる間違いは，順序尺度の t 検定，多重比較の多用，の 2 点です。事情を理解してうえで t 検定を用いるのはかまいませんが，しっかりした学会論文誌への投稿では，事前にその学会誌ではどのような手法が使われているかを十分調査して対応しましょう。

付録

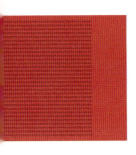

Q&A

Q なぜ5%とか1%で検定をするのですか？

A 平均値の差の検定で，$p < 0.05$，$p < 0.01$とか，「＊」「＊＊」，あるいはαを使って$\alpha < 0.05$，$\alpha < 0.01$と表現してあることを不思議だな，と思われたことがある人も多いかと思います。この0.05（5％）や0.01（1％）の意味は何でしょうか，なぜそうなっているのでしょうか。

まず，pの意味は，probability（可能性）のpで，αは正規分布曲線の面積を表すαを意味します。どれを使っても意味は同じで，$p < 0.01$は，可能性が1/100以下であるという意味です。「＊」を使って，「＊」1つが5％，「＊＊」2つが1％という意味で使われる場合が多いです。

統計的に「差」があるとは，どれだけの差があればそう言えるのでしょうか。目安として，1/100（1％）は間違っている可能性があるが，99％間違いない差を「差」があるといい，少し甘くして，5/100（5％）は間違っているかもしれませんが，95％の確率で確かに差がありますよと，という場合も「差」があると言えると決めたのです。

日常生活で会話するのに，「97％確実」と言うより，「99％確実なんです」と言うようなものです。キリのよいところを使ったというのが真相です。

現在のパソコンを使った統計の検定では，$p < 0.0047$のように，細かい数値まではっきりと計算して回答してくれる場合が多くなっていますが，一般的には，1％あるいは5％を使います。患者のデータをA群とB群から各20名集めて比較するときに，コンピュータが平均値の差のt検定で，0.004で差がありますなどと返してきても，20名しか調べていないのに4/1000の確率を使っても意味がないのでは，と思うかもしれません。実際には，同じような条件で測定をすると，1000回に4回は偶然のような平均値の差を生じるといった意味です。もし，納得がいかないと思えば，$p < 0.01$で差があると書けばよいでしょう。

Q グラフを選ぶ基準は何ですか？

A グラフには，棒グラフ，折れ線グラフ，円グラフなど，様々な種類があります。変数の尺度，あるいは何を示したいかにより，用いるグラフの種類が変わります。

- 棒グラフ：データの量的な差を明らかにする場合。横軸は名義尺度。
- 折れ線グラフ：データの経時的な変動を見たい場合。横軸は連続尺度。
- 100％積み上げ縦棒グラフ：値が全体に占める割合を見たい場合。横軸は名義尺度。
- 円グラフ：一般の人への提示資料には使いますが，科学的な論文ではあまり使いません。円グラフ1つは100％積み上げ棒グラフ1つと同じです。
- レーダーチャート：いくつもの変数の間のバランスを見たい場合。

適切なグラフを選択し，誰もが理解しやすく表現をするのは，研究の結果を示すにあたりとても重要です。数値を統計解析しても，相手が理解しやすい形で正しく伝えなければ，あなたの研究は他の人に理解されません。普段から各種の論文を読んで，「あ，この図表の表現は参考になる」と思った図表をコピーして，研究ノートに貼っておくのをおすすめします。

Q データの数はどれくらい集めればよいのでしょうか？

A データを取り扱う場合，どのくらいの数があれば解析できるかが問題になります。たとえば，アンケートを回収してデータをチェックして，おかしなデータを除外します。そうすると，どのくらいデータの数があれば分析に耐えられるのかが気になります。それとともに，対象とする集団が，ある意味，均一かも問題になります。正確なデータの数は，「例数設計」という分野で扱いますが，本書ではその詳細は扱いません。

しかしながら，本書を読む方が，学生，臨床現場の医療従事者ということを想定すると，1クラス40〜50人，1病棟30人，t分布と正規分布がほぼ同じになるのは自由度が30程度から，とされていることを勘案すると，平均をとるような解析では，1群が30例程度が1つの目安になると筆者は考えています。何かの講習会での演習であれば，「例数は少ないのですが，今回は統計のノウハウを身につける意味で，〇件を対象としました」と言うのは許されるでしょう。

平均値でなくて，頻度などを解析する場合も，30例近くを集めるのがよいでしょう。なぜなら，4分表（2×2の分割表）でχ^2乗検定を行う場合，1つのセル（升目）の度数が5以上あるほうが望ましいので，5×4＝20，余裕をもって30例はほしくなります。データ数をどの程度集めるかは，実験を計画するときに十分に吟味しなくてはなりません。

Q ノンパラメトリック検定，パラメトリック検定とは何ですか？

A 一般的に統計は連続尺度，つまり加減乗除ができる数値を対象とする統計を**パラメトリック検定**といいます。

質的データである名義尺度や順序尺度の場合は，記号，つまり，a，b，c…や，ア，イ，ウ，…または，●，▲，■…などのままで解析をしてもよいのですが，その

ままでは取り扱いが難しいため，数値に置き換えます。そのため，順序尺度では，順番の概念はあるものの，大きさという概念はありません。これらの名義尺度や間隔尺度を対象にして，母集団の特定の分布を前提としない場合の検定を**ノンパラメトリック検定**といいます。しかし，母集団から標本を抽出する場合においては，いわゆる無作為抽出であることは必要です。

また，標本数が少ない場合で，分布が正規性を確保できているといいがたい場合は，データの尺度を間隔尺度や比例尺度から順序尺度レベルに落として考えて，ノンパラメトリック検定を適用することがあります。逆に，ノンパラメトリック検定において，標本数がある程度大きい場合は，分布を正規分布や χ^2 分布で近似して確率を推定する，ということも行われます。

Q 初心者はどのように統計を勉強するとよいですか？

A 先輩の論文を批判的な目で見るのも1つの方法ですが，最初に知識がなければ批判もできません。そうであれば，人の真似をするのも1つの手です。あるいは，楽な演習を試しにやってもいいでしょう。

たとえば，同僚20人ぐらいに，「あなたのちょっと待っては何分ぐらい？」と聞いて回ってください。また，病棟の患者さんに同じことを聞いてまとめてみてください。案外，人によってこの時間の間隔は異なるので，普段の業務の役にもたちます。日常の身近のデータを集めて解析し，仲間とそれをディスカッションすると話も盛り上がります。

Q 統計解析は何が何でも必要ですか？

A これは大事な質問です。何が何でも統計解析をしなければならない，という話ではありません。原著論文を英文で書けば original article です。original article としとしての証拠を出すのが大事なのであって，統計解析をするのが大事なのではありません。数量的に解析する量的研究，観察などを使う質的研究などいろいろなアプローチがあります。統計解析は，グラフ，数値，表で傾向をさぐるのが基本です。検定を行わずに単純集計でものを言う方法もあります。

あなたの出した解析結果は，単なる思い込みだけかもしれません。医療は科学ですから，真実に近いことを調べる必要があります。人に信用してもらい，人を説得し，よりよい医療の提供をするために統計解析は必要です。

Q 何と何を組み合わせて解析すればよいかがわからないのですが…。

A 一般的には，患者属性（フェイス項目）と測定値を組み合わせるのが無難です。組み合わせがわからないからといって，全部組み合わせても意味はありません。手間がかかるだけです。また，慣れない複雑な解析はしてはいけません。理解できない解

析はやらないほうがましです。

解析の基本的はグラフです。まずグラフを作り，ながめてください。何かしら疑問が出てくるはずです。その疑問を解析してください。

Q 統計解析が簡単なんだということを実感したいです。

A 計算が不得意であれば，本書の学習で作成した解析シートを再利用できるように保存しておきましょう。一度解析シートを作れば，あとは数字を入れるだけですから，統計解析の計算が簡単にできます。

しかし，解析シートにデータを入れる準備をするまでが大事です。解析の前準備をしっかりやっておけば，統計解析は楽にできます。しかし準備をしっかりしないと訳のわからない解析が始まります。何も準備してなくて料理を始めてもおいしい料理はできません。下手をすれば，ご馳走する相手に逃げられてしまいます。**統計を楽にするには前準備に手間をかける**，この一言につきるでしょう。

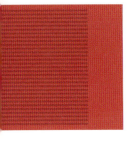

データ解析べからず集

　我々，研究者は，いろいろな研究の論文に目を通しますし，研究の相談を受けたりします。そのなかで統計に意味がないのに，まるであるように書いている論文がたくさんありました。どれを例題として取り上げるか苦労するくらいです。ここにいくつかデータ解析のときにやってはいけない例を示します。学会発表，論文投稿の前にこの項を読み，皆さんも似たような間違いをしていないか注意してください。

名義尺度を数値として取り扱ってはならない

　心理データ調査において，色彩に番号を割り当てて数値化した名義尺度を平均して，黒い色が好まれると結論づけている例があります。名義尺度はどんなに努力しても，数値として取り扱うわけにはいきません。同じように男性に1を，女性に2を割り当てて平均を求めても意味はありません。**名義尺度は違いのみが意味をもつ**点を理解してください。

順序尺度の t 検定は場合によりけり

　高齢者が地域のレクリエーションに参加することで，どんな影響があるかを調べた報告があります。測定データはすべてが5段階評価なので順序尺度です。これらの数値の平均値に意味はありません。同様に5段階評価の t 検定は意味をもちません。このように，1種類の順序尺度の測定項目に t 検定を行う間違いが多く見られます。
　複数の順序尺度を足し合わせてスコア化したものなら，分布が正規分布に近いことを確かめて，その旨を断るならば，t 検定を行ってもよいでしょう。また，「今回は順序尺度であるが，仮に連続尺度とみなして t 検定を行った」と一言書き加えるのは許容できると思います。しかし，訳もわからず何でも t 検定を行うのはやめましょう。

確立された方法を勝手に変えない

　学問的に確立された心理テストや尺度は，厳格な統計的裏づけがあって使われたり，評価されているのですが，往々にして既存の心理テストなどの一部を変えて，利用している報告があります。**プロの人の評価に素人の評価を足して総合して評価はで**

きません。ただし，「現場の現況を知るために，既存の尺度○項目，それに自作した評価項目○個を足して，おのおのの項目を検討した。これはあくまで病棟の現況を知り，自己点検・自己評価のヒントにするものである」などと書いて，自分の立ち位置を明示して議論するのは許されるでしょう。

信頼性，妥当性も大事ですが，自分たちの手で医療現場の現状を知り，改善策をとるという態度は重要です。

少数の調査には要注意

以前，誰もが住むのを嫌がる環境下の住人に特定の疾患が多いという報告を見たことがあります。しかし，そのような環境に住んでいる方は，よりよい環境に移動できない事情があると考えられます。報告をよく読むと，以前は，その場所にたくさんの人が住んでいても，大半の家が転居してしまい，今は数戸しかなく，お年寄りが住みつづけていました。そこに調査票が回ってきて，「咳が出る」という項目に○つけ，病院に通っているに○をつけたとすると，わずか数人の回答で，大半の人に症状があり，医療機関にかかっているという結果になってしまいます。少数の回答の扱いには十分注意してください。パーセントを示すときには，実際の人数を書くのが良心的な態度です。

グラフで人をだまさない

著者が関係する学会の発表で下記のようなグラフを見たことがあります。外来の患者さんの種類を示したもので，一見してもっともらしいグラフです。しかし，実際は7件しかデータがありません。うそではないにしろ，7件で何か議論をするとしたら，よほど厳密な計画による小数例のアプローチをする必要があります。

初心者の方は，最低25〜30例ぐらいはデータを集めてください。人をだますようなグラフを出すと，作成者の研究者としての良心を疑われることもあります。

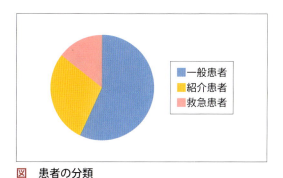

図　患者の分類

値を書き直さない

　誰も見ていないからといって，数字を改竄する人がまれにいます．しかし，改竄データは，いつかばれます．データの間で矛盾が生じます．あたりまえですが，書き直しはやってはいけません．

　また，論文に載っている数字をそのまま信じてはいけません．筆者が2002年に救急救命士の気管挿管に関する英文論文50編近くを読み，その統計的内容を確認したところ，4編の論文で表に数字の間違いがありました．

勝手にデータを取捨選択しない

　このデータさえなければ，危険率5％で有意差が出るというような場合でも勝手に取捨選択してはいけません．異常な値は疾病を意味しているかもしれません．その背後に潜むものを考えてください．あるいは，調査が正しかったかどうかのヒントにもなります．

　異常値を取り除く方法として，スミルノフグラブスの棄却検定法がありますが，それ以前に調査が正しかったかどうかを見るほうが大事です．異常な値を除くのに，全体の99％を占める値以上は対象から除外した，とすれば，恣意的な解析は行っていない，と主張できます．

グラフのスケールは正しく

　複数のグラフを並べて示すときはスケールをそろえます．せっかく正しい結果が出ても，原点と最大値が他のグラフと異なっているために，解析結果を正しく理解されないケースを多く見ました．①自分は何を強調したいのか，②読み手は自分の意図を正しく理解するか，の2点に配慮してください．そして，あなたの作成したグラフを他の人に見せて，正しく理解してもらえるかを確認してください．

円グラフはまだお好き？

　複数の結果をパーセンテージで示すのに円グラフも悪くありません．しかし，グラフ作成時に2つの円グラフを並べることは困難です．100％積み上げ棒グラフでは十分その用を足せますし，作成も楽です．筆者はあまり円グラフは使いません．

科学論文は簡潔をめざす

　よく見かけるのは，図表の数字を本文で再度示す例です．これは，「図〇〇を参照されたい，このなかで重要な点を以下に示す」などと記述すればよいです．また，数表であれば，縦横に罫線を引かず，横の罫線を数本引けばかまいません．図表をどのように描くかは，論文投稿時の雑誌の投稿規程に従う，あるいは，AMA Manual of

Style などの図表の書き方を参考にしてください。

　筆者の経験からデータ解析の注意点を示しました。皆さんがここに示した注意点に留意すれば、そうおかしな間違いはしないはずです。統計解析の初心者の方は、これらの点に十分注意してください。

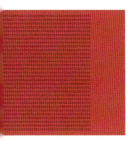

付表

付表 1 　標準正規分布表（上側確率）

付表 2 　χ^2 分布の自由度と上側確率のパーセント点

付表 3 　t 分布の自由度と上側確率および両側確率のパーセント点

付表 4 　小数自由度の t 分布のパーセント点（Welch の検定に使用）

付表 5 　F 分布の自由度と上側確率 5% 点

　　　　F 分布の自由度と上側確率 2.5% 点

　　　　F 分布の自由度と上側確率 1% 点

付表 6 　Mann-Whitney の U 検定（標本数が 8 までの場合）

　　　　Mann-Whitney の U 検定（標本数が 9 以上の場合，両側確率 5% 点の U の値）

付表 7 　Wilcoxon の符号付順位和検定

付表1　標準正規分布表（上側確率）

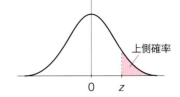

z	0.00	0.01	0.02	0.03	0.04	0.05	0.06	0.07	0.08	0.09
0.0	0.5000	0.4960	0.4920	0.4880	0.4840	0.4801	0.4761	0.4721	0.4681	0.4641
0.1	0.4602	0.4562	0.4522	0.4483	0.4443	0.4404	0.4364	0.4325	0.4286	0.4247
0.2	0.4207	0.4168	0.4129	0.4090	0.4052	0.4013	0.3974	0.3936	0.3897	0.3859
0.3	0.3821	0.3783	0.3745	0.3707	0.3669	0.3632	0.3594	0.3557	0.3520	0.3483
0.4	0.3446	0.3409	0.3372	0.3336	0.3300	0.3264	0.3228	0.3192	0.3156	0.3121
0.5	0.3085	0.3050	0.3015	0.2981	0.2946	0.2912	0.2877	0.2843	0.2810	0.2776
0.6	0.2743	0.2709	0.2676	0.2643	0.2611	0.2578	0.2546	0.2514	0.2483	0.2451
0.7	0.2420	0.2389	0.2358	0.2327	0.2297	0.2266	0.2236	0.2206	0.2177	0.2148
0.8	0.2119	0.2090	0.2061	0.2033	0.2005	0.1977	0.1949	0.1922	0.1894	0.1867
0.9	0.1841	0.1814	0.1788	0.1762	0.1736	0.1711	0.1685	0.1660	0.1635	0.1611
1.0	0.1587	0.1562	0.1539	0.1515	0.1492	0.1469	0.1446	0.1423	0.1401	0.1379
1.1	0.1357	0.1335	0.1314	0.1292	0.1271	0.1251	0.1230	0.1210	0.1190	0.1170
1.2	0.1151	0.1131	0.1112	0.1093	0.1075	0.1056	0.1038	0.1020	0.1003	0.0985
1.3	0.0968	0.0951	0.0934	0.0918	0.0901	0.0885	0.0869	0.0853	0.0838	0.0823
1.4	0.0808	0.0793	0.0778	0.0764	0.0749	0.0735	0.0721	0.0708	0.0694	0.0681
1.5	0.0668	0.0655	0.0643	0.0630	0.0618	0.0606	0.0594	0.0582	0.0571	0.0559
1.6	0.0548	0.0537	0.0526	0.0516	0.0505	0.0495	0.0485	0.0475	0.0465	0.0455
1.7	0.0446	0.0436	0.0427	0.0418	0.0409	0.0401	0.0392	0.0384	0.0375	0.0367
1.8	0.0359	0.0351	0.0344	0.0336	0.0329	0.0322	0.0314	0.0307	0.0301	0.0294
1.9	0.0287	0.0281	0.0274	0.0268	0.0262	0.0256	0.0250	0.0244	0.0239	0.0233
2.0	0.0228	0.0222	0.0217	0.0212	0.0207	0.0202	0.0197	0.0192	0.0188	0.0183
2.1	0.0179	0.0174	0.0170	0.0166	0.0162	0.0158	0.0154	0.0150	0.0146	0.0143
2.2	0.0139	0.0136	0.0132	0.0129	0.0125	0.0122	0.0119	0.0116	0.0113	0.0110
2.3	0.0107	0.0104	0.0102	0.0099	0.0096	0.0094	0.0091	0.0089	0.0087	0.0084
2.4	0.0082	0.0080	0.0078	0.0075	0.0073	0.0071	0.0069	0.0068	0.0066	0.0064
2.5	0.0062	0.0060	0.0059	0.0057	0.0055	0.0054	0.0052	0.0051	0.0049	0.0048
2.6	0.0047	0.0045	0.0044	0.0043	0.0041	0.0040	0.0039	0.0038	0.0037	0.0036
2.7	0.0035	0.0034	0.0033	0.0032	0.0031	0.0030	0.0029	0.0028	0.0027	0.0026
2.8	0.0026	0.0025	0.0024	0.0023	0.0023	0.0022	0.0021	0.0021	0.0020	0.0019
2.9	0.0019	0.0018	0.0018	0.0017	0.0016	0.0016	0.0015	0.0015	0.0014	0.0014
3.0	0.0013	0.0013	0.0013	0.0012	0.0012	0.0011	0.0011	0.0011	0.0010	0.0010

付表2　χ^2分布の自由度と上側確率のパーセント点

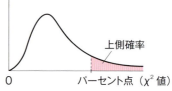

自由度	上側確率								
	.995	.990	.950	.500	**.050**	.025	**.010**	.005	.001
1	.000	.000	.003	0.455	**3.841**	5.024	**6.635**	7.879	10.828
2	.010	.020	.103	1.386	**5.991**	7.378	**9.210**	10.597	13.816
3	.072	.115	.352	2.366	**7.815**	9.348	**11.345**	12.838	16.266
4	.207	.297	.711	3.357	**9.488**	11.143	**13.277**	14.860	18.467
5	.412	.554	1.145	4.351	**11.070**	12.833	**15.086**	16.750	20.515
6	.676	.872	1.635	5.348	**12.592**	14.449	**16.812**	18.548	22.458
7	.989	1.239	2.167	6.346	**14.067**	16.013	**18.475**	20.278	24.322
8	1.344	1.646	2.733	7.344	**15.507**	17.535	**20.090**	21.955	26.125
9	1.735	2.088	3.325	8.343	**16.919**	19.023	**21.666**	23.589	27.877
10	2.156	2.558	3.940	9.342	**18.307**	20.483	**23.209**	25.188	29.588
11	2.603	3.053	4.575	10.341	**19.675**	21.920	**24.725**	26.757	31.264
12	3.074	3.571	5.226	11.340	**21.026**	23.337	**26.217**	28.300	32.990
13	3.565	4.107	5.892	12.340	**22.362**	24.736	**27.688**	29.820	34.528
14	4.075	4.660	6.571	13.339	**23.685**	26.119	**29.141**	31.319	36.123
15	4.601	5.230	7.261	14.339	**24.996**	27.488	**30.578**	32.801	37.697
16	5.142	5.812	7.962	15.339	**26.296**	28.845	**32.000**	34.267	39.252
17	5.697	6.408	8.672	16.338	**27.587**	30.191	**33.409**	35.719	40.790
18	6.265	7.015	9.390	17.338	**28.869**	31.526	**34.805**	37.157	42.312
19	6.844	7.633	10.117	18.338	**30.144**	32.852	**36.191**	38.582	43.820
20	7.434	8.260	10.851	19.337	**31.410**	34.170	**37.566**	39.997	45.315
21	8.034	8.897	11.591	20.337	**32.671**	35.479	**38.932**	41.401	46.797
22	8.643	9.543	12.338	21.337	**33.924**	36.781	**40.289**	42.796	48.268
23	9.260	10.196	13.091	22.337	**35.173**	38.076	**41.638**	44.181	49.728
24	9.886	10.856	13.848	23.337	**36.415**	39.364	**42.980**	45.559	51.179
25	10.520	11.524	14.611	24.337	**37.653**	40.647	**44.314**	46.928	52.620
26	11.160	12.198	15.379	25.336	**38.885**	41.923	**45.642**	48.290	54.052
27	11.808	12.879	16.151	26.336	**40.113**	43.195	**46.963**	49.645	55.476
28	12.461	13.565	16.928	27.336	**41.337**	44.461	**48.278**	50.993	56.892
29	13.121	14.257	17.708	28.336	**42.557**	45.722	**49.588**	52.336	58.301
30	13.787	14.954	18.493	29.336	**43.773**	46.979	**50.892**	53.672	59.703
31	14.458	15.656	19.281	30.336	**44.985**	48.232	**52.191**	55.003	61.098
32	15.134	16.362	20.072	31.336	**46.194**	49.480	**53.486**	56.328	62.487
33	15.815	17.074	20.867	32.336	**47.400**	50.725	**54.776**	57.648	63.870
34	16.501	17.789	21.664	33.336	**48.602**	51.966	**56.061**	58.964	65.247
35	17.192	18.509	22.465	34.336	**49.802**	53.203	**57.342**	66.619	66.619
36	17.887	19.233	23.269	35.336	**50.999**	54.437	**58.619**	61.581	67.985
37	18.586	19.960	24.075	36.336	**52.192**	55.668	**59.893**	62.883	69.347
38	19.289	20.691	24.884	37.336	**53.384**	56.896	**61.162**	64.181	70.703
39	19.996	21.426	25.695	21.426	**54.572**	58.120	**62.428**	65.476	72.055
40	20.707	22.164	26.509	39.335	**55.759**	59.342	**63.691**	66.766	73.402
50	27.991	29.707	34.764	49.335	**67.505**	71.420	**76.154**	79.490	86.661
60	35.535	37.485	43.188	59.335	**79.082**	83.298	**88.379**	91.952	99.607
70	43.275	45.442	51.739	69.335	**90.531**	95.023	**100.425**	104.215	112.317
80	51.172	53.540	60.391	79.334	**101.880**	106.629	**112.329**	116.321	124.839
90	59.196	61.754	69.126	89.334	**113.145**	118.136	**124.116**	124.116	137.208
100	67.328	70.065	77.929	99.334	**124.342**	129.561	**135.807**	140.169	149.449
120	83.852	86.923	95.705	119.334	**146.567**	152.211	**158.950**	163.648	173.617
140	100.665	104.034	113.659	139.334	**168.613**	174.648	**181.840**	186.847	197.451
160	117.679	121.346	131.756	159.334	**190.516**	196.915	**204.530**	209.824	221.019
180	134.884	138.820	149.969	179.334	**212.304**	219.044	**227.056**	232.620	244.370
200	152.241	156.432	168.279	199.334	**233.994**	241.058	**249.445**	255.264	267.541
240	187.342	191.990	205.135	239.334	**277.138**	284.802	**293.888**	300.182	313.437

【例】自由度10の上側5%を与えるχ^2値を求める。
左側の自由度10と，上側の.050(5%)の交点の値18.307を読む。この値が求めるχ^2値である。

付表3　t分布の自由度と上側確率および両側確率のパーセント点

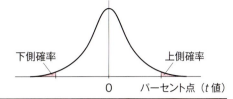

自由度	上側確率（両側確率）								
	.250 (.500)	.200 (.400)	.150 (.300)	.100 (.200)	.050 (.100)	.0250 (.050)	.010 (.020)	.005 (.010)	.0005 (.0010)
1	1.000	1.376	1.963	3.078	6.314	12.706	31.821	63.657	636.619
2	.816	1.061	1.386	1.886	2.920	4.303	6.965	9.925	31.599
3	.765	.978	1.250	1.638	2.353	3.182	4.541	5.841	12.924
4	.741	.941	1.190	1.533	2.132	2.776	3.747	4.604	8.610
5	.727	.920	1.156	1.476	2.015	2.571	3.365	4.032	6.869
6	.718	.906	1.134	1.440	1.943	2.447	3.143	3.707	5.959
7	.711	.896	1.119	1.415	1.895	2.365	2.998	3.499	5.408
8	.706	.889	1.108	1.397	1.860	2.306	2.896	3.355	5.041
9	.703	.883	1.100	1.383	1.833	2.262	2.821	3.250	4.781
10	.700	.879	1.093	1.372	1.812	2.228	2.764	3.169	4.587
11	.697	.876	1.088	1.363	1.796	2.201	2.718	3.106	4.437
12	.695	.873	1.083	1.356	1.782	2.179	2.681	3.055	4.318
13	.694	.870	1.079	1.350	1.771	2.160	2.650	3.012	4.221
14	.692	.868	1.076	1.345	1.761	2.145	2.624	2.977	4.140
15	.691	.866	1.074	1.341	1.753	2.131	2.602	2.947	4.073
16	.690	.865	1.071	1.337	1.746	2.120	2.583	2.921	4.015
17	.689	.863	1.069	1.333	1.740	2.110	2.567	2.898	3.965
18	.688	.862	1.067	1.330	1.734	2.101	2.552	2.878	3.922
19	.688	.861	1.066	1.328	1.729	2.093	2.539	2.861	3.883
20	.687	.860	1.064	1.325	1.725	2.086	2.528	2.845	3.850
21	.686	.859	1.063	1.323	1.721	2.080	2.518	2.831	3.819
22	.686	.858	1.061	1.321	1.717	2.074	2.508	2.819	3.792
23	.685	.858	1.060	1.319	1.714	2.069	2.500	2.807	3.768
24	.685	.857	1.059	1.318	1.711	2.064	2.492	2.797	3.745
25	.684	.856	1.058	1.316	1.708	2.060	2.485	2.787	3.725
26	.684	.856	1.058	1.315	1.706	2.056	2.479	2.779	3.707
27	.684	.855	1.057	1.314	1.703	2.052	2.473	2.771	3.690
28	.683	.855	1.056	1.313	1.701	2.048	2.467	2.763	3.674
29	.683	.854	1.055	1.311	1.699	2.045	2.462	2.756	3.659
30	.683	.854	1.055	1.310	1.697	2.042	2.457	2.750	3.646
31	.682	.853	1.054	1.309	1.696	2.040	2.453	2.744	3.633
32	.682	.853	1.054	1.309	1.694	2.037	2.449	2.738	3.622
33	.682	.853	1.053	1.308	1.692	2.035	2.445	2.733	3.611
34	.682	.852	1.052	1.307	1.691	2.032	2.441	2.728	3.601
35	.682	.852	1.052	1.306	1.690	2.030	2.438	2.724	3.591
36	.681	.852	1.052	1.306	1.688	2.028	2.434	2.719	3.582
37	.681	.851	1.051	1.305	1.687	2.026	2.431	2.715	3.574
38	.681	.851	1.051	1.304	1.686	2.024	2.429	2.712	3.566
39	.681	.851	1.050	1.304	1.685	2.023	2.426	2.708	3.558
40	.681	.851	1.050	1.303	1.684	2.021	2.423	2.704	3.551
41	.681	.850	1.050	1.303	1.683	2.020	2.421	2.701	3.544
42	.680	.850	1.049	1.302	1.682	2.018	2.418	2.698	3.538
43	.680	.850	1.049	1.302	1.681	2.017	2.416	2.695	3.532
44	.680	.850	1.049	1.301	1.680	2.015	2.414	2.692	3.526
45	.680	.850	1.049	1.301	1.679	2.014	2.412	2.690	3.520
46	.680	.850	1.048	1.300	1.679	2.013	2.410	2.687	3.515
47	.680	.849	1.048	1.300	1.678	2.012	2.408	2.685	3.510
48	.680	.849	1.048	1.299	1.677	2.011	2.407	2.682	3.505
49	.680	.849	1.048	1.299	1.677	2.010	2.405	2.680	3.500
50	.679	.849	1.047	1.299	1.676	2.009	2.403	2.678	3.496
60	.679	.848	1.045	1.296	1.671	2.000	2.390	2.660	3.460
80	.678	.846	1.043	1.292	1.664	1.990	2.374	2.639	3.416
120	.677	.845	1.041	1.289	1.658	1.980	2.358	2.617	3.373
240	.676	.843	1.039	1.285	1.651	1.970	2.342	2.596	3.332
∞	.674	.842	1.036	1.282	1.645	1.960	2.326	2.576	3.291

t 分布の自由度と上側確率および両側確率に対応するパーセント点を与える。
【例】自由度 40 の両側 5% 点を求める。左側の自由度 40 と，上側の .025(.050) の交点の数字を読むと，2.021 である。この値が求める両側 5% 点である。
自由度 ∞ の各パーセント点の値は標準正規分布の値と一致する。

付表 4　小数自由度の t 分布のパーセント点（Welch の検定に使用）

自由度	上側確率（両側確率）								
	.250 (.500)	.200 (.400)	.150 (.300)	.100 (.200)	.050 (.100)	.025 (.050)	.010 (.020)	.005 (.010)	.0005 (.0010)
.5	1.554	2.513	4.538	10.270	41.136	164.558	1028.491	4113.965	411396.462
.6	1.334	2.033	3.371	6.704	21.362	67.844	312.438	991.931	46041.352
.7	1.200	1.759	2.754	5.010	13.587	36.611	135.572	364.935	9790.118
.8	1.111	1.584	2.381	4.063	9.787	23.328	73.364	174.498	3103.087
.9	1.048	1.464	2.135	3.474	7.645	16.580	45.935	99.237	1281.727
1.0	1.000	1.376	1.963	3.078	6.314	12.706	31.821	63.657	636.619
1.1	.963	1.310	1.835	2.796	5.424	10.277	23.706	44.538	361.327
1.2	.934	1.258	1.737	2.587	4.796	8.649	18.640	33.239	226.538
1.3	.910	1.216	1.660	2.426	4.333	7.501	15.269	26.058	153.266
1.4	.890	1.182	1.598	2.299	3.981	6.657	12.913	21.225	110.049
1.5	.873	1.153	1.547	2.196	3.705	6.017	11.197	17.820	82.847
1.6	.858	1.129	1.504	2.112	3.484	5.517	9.907	15.331	64.800
1.7	.846	1.108	1.468	2.041	3.304	5.119	8.910	13.454	52.295
1.8	.835	1.090	1.437	1.981	3.154	4.795	8.122	12.001	43.311
1.9	.825	1.075	1.410	1.930	3.028	4.527	7.486	10.851	36.657
2.0	.816	1.061	1.386	1.886	2.920	4.303	6.965	9.925	31.599
2.2	.802	1.037	1.347	1.812	2.747	3.949	6.165	8.535	24.550
2.4	.790	1.018	1.315	1.755	2.614	3.684	5.586	7.552	19.982
2.6	.780	1.003	1.289	1.708	2.509	3.478	5.149	6.827	16.848
2.8	.772	.990	1.268	1.670	2.424	3.315	4.811	6.274	14.598
3.0	.765	.978	1.250	1.638	2.353	3.182	4.541	5.841	12.924
3.2	.759	.969	1.234	1.611	2.295	3.073	4.321	5.493	11.640
3.4	.753	.961	1.221	1.587	2.245	2.981	4.140	5.209	10.631
3.6	.749	.953	1.209	1.567	2.202	2.902	3.988	4.973	9.821
3.8	.744	.947	1.199	1.549	2.164	2.835	3.858	4.774	9.159
4.0	.741	.941	1.190	1.533	2.132	2.776	3.747	4.604	8.610
4.2	.737	.936	1.181	1.519	2.103	2.725	3.650	4.458	8.149
4.4	.734	.931	1.174	1.507	2.077	2.680	3.566	4.330	7.756
4.6	.732	.927	1.167	1.495	2.054	2.639	3.491	4.219	7.418
4.8	.729	.923	1.161	1.485	2.034	2.603	3.424	4.120	7.125
5.0	.727	.920	1.156	1.476	2.015	2.571	3.365	4.032	6.869
5.5	.722	.912	1.144	1.456	1.975	2.502	3.241	3.850	6.351
6.0	.718	.906	1.134	1.440	1.943	2.447	3.143	3.707	5.959
6.5	.714	.900	1.126	1.426	1.917	2.402	3.063	3.593	5.653
7.0	.711	.896	1.119	1.415	1.895	2.365	2.998	3.499	5.408
7.5	.709	.892	1.113	1.405	1.876	2.333	2.943	3.421	5.208
8.0	.706	.889	1.108	1.397	1.860	2.306	2.896	3.355	5.041
8.5	.704	.886	1.104	1.389	1.845	2.283	2.856	3.299	4.901
9.0	.703	.883	1.100	1.383	1.833	2.262	2.821	3.250	4.781
9.5	.701	.881	1.096	1.377	1.822	2.244	2.791	3.207	4.677
10.0	.700	.879	1.093	1.372	1.812	2.228	2.764	3.169	4.587

t 分布で自由度が小数を含む場合の上側確率および両側確率のそれぞれのパーセント点を与える。
【例】自由度 4.2 の両側 5% 点を求める。
左側の自由度 4.2 と上側 .025（.050）の交点の値 2.725 を読む．これが求める両側 5% 点の値である。
自由度が 10 を超える場合は，付表 3 の t 分布表を用いて各パーセント点を求めればよい。

付表 5-1　F 分布の自由度と上側確率 5% 点 (1)

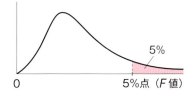

第2自由度	第1自由度								
	1	2	3	4	5	6	7	8	9
1	161.448	199.500	215.707	224.583	230.162	233.986	236.768	238.882	240.543
2	18.513	19.000	19.164	19.247	19.296	19.330	19.353	19.371	19.385
3	10.128	9.552	9.277	9.117	9.013	8.941	8.887	8.845	8.812
4	7.709	6.944	6.591	6.388	6.256	6.163	6.094	6.041	5.999
5	6.608	5.786	5.409	5.192	5.050	4.950	4.876	4.818	4.772
6	5.987	5.143	4.757	4.534	4.387	4.284	4.207	4.147	4.099
7	5.591	4.737	4.347	4.120	3.972	3.866	3.787	3.726	3.677
8	5.318	4.459	4.066	3.838	3.687	3.581	3.500	3.438	3.388
9	5.117	4.256	3.863	3.633	3.482	3.374	3.293	3.230	3.179
10	4.965	4.103	3.708	3.478	3.326	3.217	3.135	3.072	3.020
11	4.844	3.982	3.587	3.357	3.204	3.095	3.012	2.948	2.896
12	4.747	3.885	3.490	3.259	3.106	2.996	2.913	2.849	2.796
13	4.667	3.806	3.411	3.179	3.025	2.915	2.832	2.767	2.714
14	4.600	3.739	3.344	3.112	2.958	2.848	2.764	2.699	2.646
15	4.543	3.682	3.287	3.056	2.901	2.790	2.707	2.641	2.588
16	4.494	3.634	3.239	3.007	2.852	2.741	2.657	2.591	2.538
17	4.451	3.592	3.197	2.965	2.810	2.699	2.614	2.548	2.494
18	4.414	3.555	3.160	2.928	2.773	2.661	2.577	2.510	2.456
19	4.381	3.522	3.127	2.895	2.740	2.628	2.544	2.477	2.423
20	4.351	3.493	3.098	2.866	2.711	2.599	2.514	2.447	2.393
21	4.325	3.467	3.072	2.840	2.685	2.573	2.488	2.420	2.366
22	4.301	3.443	3.049	2.817	2.661	2.549	2.464	2.397	2.342
23	4.279	3.422	3.028	2.796	2.640	2.528	2.442	2.375	2.320
24	4.260	3.403	3.009	2.776	2.621	2.508	2.423	2.355	2.300
25	4.242	3.385	2.991	2.759	2.603	2.490	2.405	2.337	2.282
26	4.225	3.369	2.975	2.743	2.587	2.474	2.388	2.321	2.265
27	4.210	3.354	2.960	2.728	2.572	2.459	2.373	2.305	2.250
28	4.196	3.340	2.947	2.714	2.558	2.445	2.359	2.291	2.236
29	4.183	3.328	2.934	2.701	2.545	2.432	2.346	2.278	2.223
30	4.171	3.316	2.922	2.690	2.534	2.421	2.334	2.266	2.211
31	4.160	3.305	2.911	2.679	2.523	2.409	2.323	2.255	2.199
32	4.149	3.295	2.901	2.668	2.512	2.399	2.313	2.244	2.189
33	4.139	3.285	2.892	2.659	2.503	2.389	2.303	2.235	2.179
34	4.130	3.276	2.883	2.650	2.494	2.380	2.294	2.225	2.170
35	4.121	3.267	2.874	2.641	2.485	2.372	2.285	2.217	2.161
36	4.113	3.259	2.866	2.634	2.477	2.364	2.277	2.209	2.153
37	4.105	3.252	2.859	2.626	2.470	2.356	2.270	2.201	2.145
38	4.098	3.245	2.852	2.619	2.463	2.349	2.262	2.194	2.138
39	4.091	3.238	2.845	2.612	2.456	2.342	2.255	2.187	2.131
40	4.085	3.232	2.839	2.606	2.449	2.336	2.249	2.180	2.124
41	4.079	3.226	2.833	2.600	2.443	2.330	2.243	2.174	2.118
42	4.073	3.220	2.827	2.594	2.438	2.324	2.237	2.168	2.112
43	4.067	3.214	2.822	2.589	2.432	2.318	2.232	2.163	2.106
44	4.062	3.209	2.816	2.584	2.427	2.313	2.226	2.157	2.101
45	4.057	3.204	2.812	2.579	2.422	2.308	2.221	2.152	2.096
46	4.052	3.200	2.807	2.574	2.417	2.304	2.216	2.147	2.091
47	4.047	3.195	2.802	2.570	2.413	2.299	2.212	2.143	2.086
48	4.043	3.191	2.798	2.565	2.409	2.295	2.207	2.138	2.082
49	4.038	3.187	2.794	2.561	2.404	2.290	2.203	2.134	2.077
50	4.034	3.183	2.790	2.557	2.400	2.286	2.199	2.130	2.073
60	4.001	3.150	2.758	2.525	2.368	2.254	2.167	2.097	2.040
80	3.960	3.111	2.719	2.486	2.329	2.214	2.126	2.056	1.999
120	3.920	3.072	2.680	2.447	2.290	2.175	2.087	2.016	1.959
240	3.880	3.033	2.642	2.409	2.252	2.136	2.048	1.977	1.919
∞	3.841	2.996	2.605	2.372	2.214	2.099	2.010	1.938	1.880

F 分布の自由度に対応する上側 5% 点の値を与える。
【例】自由度 (6, 10) の場合の上側 5% 点を求める。
上側の第1自由度が 6 の箇所と, 左側の第2自由度が 10 の箇所の交点の値を読む。3.217 が求める値である。

付表 5-2　F 分布の自由度と上側確率 5% 点（2）

第2自由度	第1自由度									
	10	12	15	20	24	30	40	60	120	∞
1	241.882	243.906	245.950	248.013	249.052	250.095	251.143	252.196	253.253	254.314
2	19.396	19.413	19.429	19.446	19.454	19.462	19.471	19.479	19.487	19.496
3	8.786	8.745	8.703	8.660	8.639	8.617	8.594	8.572	8.549	8.526
4	5.964	5.912	5.858	5.803	5.774	5.746	5.717	5.688	5.658	5.628
5	4.735	4.678	4.619	4.558	4.527	4.496	4.464	4.431	4.398	4.365
6	4.060	4.000	3.938	3.874	3.841	3.808	3.774	3.740	3.705	3.669
7	3.637	3.575	3.511	3.445	3.410	3.376	3.340	3.304	3.267	3.230
8	3.347	3.284	3.218	3.150	3.115	3.079	3.043	3.005	2.967	2.928
9	3.137	3.073	3.006	2.936	2.900	2.864	2.826	2.787	2.748	2.707
10	2.978	2.913	2.845	2.774	2.737	2.700	2.661	2.621	2.580	2.538
11	2.854	2.788	2.719	2.646	2.609	2.570	2.531	2.490	2.448	2.404
12	2.753	2.687	2.617	2.544	2.505	2.466	2.426	2.384	2.341	2.296
13	2.671	2.604	2.533	2.459	2.420	2.380	2.339	2.297	2.252	2.206
14	2.602	2.534	2.463	2.388	3.349	2.308	2.266	2.223	2.178	2.131
15	2.544	2.475	2.403	2.328	2.288	2.247	2.204	2.160	2.114	2.066
16	2.494	2.425	2.352	2.276	2.235	2.194	2.151	2.106	2.059	2.010
17	2.450	2.381	2.308	2.230	2.190	2.148	2.104	2.058	2.011	1.960
18	2.412	2.342	2.269	2.191	2.150	2.107	2.063	2.017	1.968	1.917
19	2.378	2.308	2.234	2.155	2.114	2.071	2.026	1.980	1.930	1.878
20	2.348	2.278	2.203	2.124	2.082	2.039	1.994	1.946	1.896	1.843
21	2.321	2.250	2.176	2.096	2.054	2.010	1.965	1.916	1.866	1.812
22	2.297	2.226	2.151	2.071	2.028	1.984	1.938	1.889	1.838	1.783
23	2.275	2.204	2.128	2.048	2.005	1.961	1.914	1.865	1.813	1.757
24	2.255	2.183	2.108	2.027	1.984	1.939	1.892	1.842	1.790	1.733
25	2.236	2.165	2.089	2.007	1.964	1.919	1.872	1.822	1.768	1.711
26	2.220	2.148	2.072	1.990	1.946	1.901	1.853	1.803	1.749	1.691
27	2.204	2.132	2.056	1.974	1.930	1.884	1.836	1.785	1.731	1.672
28	2.190	2.118	2.041	1.959	1.915	1.869	1.820	1.769	1.714	1.654
29	2.177	2.104	2.027	1.945	1.901	1.854	1.806	1.754	1.698	1.638
30	2.165	2.092	2.015	1.932	1.887	1.841	1.792	1.740	1.683	1.622
31	2.153	2.080	2.003	1.920	1.875	1.828	1.779	1.726	1.670	1.608
32	2.142	2.070	1.992	1.908	1.864	1.817	1.767	1.714	1.657	1.594
33	2.133	2.060	1.982	1.898	1.853	1.806	1.756	1.702	1.645	1.581
34	2.123	2.050	1.972	1.888	1.843	1.795	1.745	1.691	1.633	1.569
35	2.114	2.041	1.963	1.878	1.833	1.786	1.735	1.681	1.623	1.558
36	2.106	2.033	1.954	1.870	1.824	1.776	1.726	1.671	1.612	1.547
37	2.098	2.025	1.946	1.861	1.816	1.768	1.717	1.662	1.603	1.537
38	2.091	2.017	1.939	1.853	1.808	1.760	1.708	1.653	1.594	1.527
39	2.084	2.010	1.931	1.846	1.800	1.752	1.700	1.645	1.585	1.518
40	2.077	2.003	1.924	1.839	1.793	1.744	1.693	1.637	1.577	1.509
41	2.071	1.997	1.918	1.832	1.786	1.737	1.686	1.630	1.569	1.500
42	2.065	1.991	1.912	1.826	1.780	1.731	1.679	1.623	1.561	1.492
43	2.059	1.985	1.906	1.820	1.773	1.724	1.672	1.616	1.554	1.485
44	2.054	1.980	1.900	1.814	1.767	1.718	1.666	1.609	1.547	1.477
45	2.049	1.974	1.895	1.808	1.762	1.713	1.660	1.603	1.541	1.470
46	2.044	1.969	1.890	1.803	1.756	1.707	1.654	1.597	1.534	1.463
47	2.039	1.965	1.885	1.798	1.751	1.702	1.649	1.591	1.528	1.457
48	2.035	1.960	1.880	1.793	1.746	1.697	1.644	1.586	1.522	1.450
49	2.030	1.956	1.876	1.789	1.742	1.692	1.639	1.581	1.517	1.444
50	2.026	1.952	1.871	1.784	1.737	1.687	1.634	1.576	1.511	1.438
60	1.993	1.917	1.836	1.748	1.700	1.649	1.594	1.534	1.467	1.389
80	1.951	1.875	1.793	1.703	1.654	1.602	1.545	1.482	1.411	1.325
120	1.910	1.834	1.750	1.659	1.608	1.554	1.495	1.429	1.352	1.254
240	1.870	1.793	1.708	1.614	1.563	1.507	1.445	1.375	1.290	1.170
∞	1.831	1.752	1.666	1.571	1.517	1.459	1.394	1.318	1.221	1.000

付表 5-3 F 分布の自由度と上側確率 2.5% 点 (1)

第2自由度	第1自由度								
	1	2	3	4	5	6	7	8	9
1	647.789	799.500	864.163	899.583	921.848	937.111	948.217	956.656	963.285
2	38.506	39.000	39.165	39.248	39.298	39.331	39.355	39.373	39.387
3	17.443	16.044	15.439	15.101	14.885	14.735	14.624	14.540	14.473
4	12.218	10.649	9.979	9.605	9.364	9.197	9.074	8.980	8.905
5	10.007	8.434	7.764	7.388	7.146	6.978	6.853	6.757	6.681
6	8.813	7.260	6.599	6.227	5.988	5.820	5.695	5.600	5.523
7	8.073	6.542	5.890	5.523	5.285	5.119	4.995	4.899	4.823
8	7.571	6.059	5.416	5.053	4.817	4.652	4.529	4.433	4.357
9	7.209	5.715	5.078	4.718	4.484	4.320	4.197	4.102	4.026
10	6.937	5.456	4.826	4.468	4.236	4.072	3.950	3.855	3.779
11	6.724	5.256	4.630	4.275	4.044	3.881	3.759	3.664	3.588
12	6.554	5.096	4.474	4.121	3.891	3.728	3.607	3.512	3.436
13	6.414	4.965	4.347	3.996	3.767	3.604	3.483	3.388	3.312
14	6.298	4.857	4.242	3.892	3.663	3.50i	3.380	3.285	3.209
15	6.200	4.765	4.153	3.804	3.576	3.415	3.293	3.199	3.123
16	6.115	4.687	4.077	3.729	3.502	3.341	3.219	3.125	3.049
17	6.042	4.619	4.011	3.665	3.438	3.277	3.156	3.061	2.985
18	5.978	4.560	3.954	3.608	3.382	3.221	3.100	3.005	2.929
19	5.922	4.508	3.903	3.559	3.333	3.172	3.051	2.956	2.880
20	5.871	4.461	3.859	3.515	3.289	3.128	3.007	2.913	2.837
21	5.827	4.420	3.819	3.475	3.250	3.090	2.969	2.874	2.798
22	5.786	4.383	3.783	3.440	3.215	3.055	2.934	2.839	2.763
23	5.750	4.349	3.750	3.408	3.183	3.023	2.902	2.808	2.731
24	5.717	4.319	3.721	3.379	3.155	2.995	2.874	2.779	2.703
25	5.686	4.291	3.694	3.353	3.129	2.969	2.848	2.753	2.677
26	5.659	4.265	3.670	3.329	3.105	2.945	2.824	2.729	2.653
27	5.633	4.242	3.647	3.307	3.083	2.923	2.802	2.707	2.631
28	5.610	4.221	3.626	3.286	3.063	2.903	2.782	2.687	2.611
29	5.588	4.201	3.607	3.267	3.044	2.884	2.763	2.669	2.592
30	5.568	4.182	3.589	3.250	3.026	2.867	2.746	2.651	2.575
31	5.549	4.165	3.573	3.234	3.010	2.851	2.730	2.635	2.558
32	5.531	4.149	3.557	3.218	2.995	2.836	2.715	2.620	2.543
33	5.515	4.134	3.543	3.204	2.981	2.822	2.701	2.606	2.529
34	5.499	4.120	3.529	3.191	2.968	2.808	2.688	2.593	2.516
35	5.485	4.106	3.517	3.179	2.956	2.796	2.676	2.581	2.504
36	5.471	4.094	3.505	3.167	2.944	2.785	2.664	2.569	2.492
37	5.458	4.082	3.493	3.156	2.933	2.774	2.653	2.558	2.481
38	5.446	4.071	3.483	3.145	2.923	2.763	2.643	2.548	2.471
39	5.435	4.061	3.473	3.135	2.913	2.754	2.633	2.538	2.461
40	5.424	4.051	3.463	3.126	2.904	2.744	2.624	2.529	2.452
41	5.414	4.042	3.454	3.117	2.895	2.736	2.615	2.520	2.443
42	5.404	4.033	3.446	3.109	2.887	2.727	2.607	2.512	2.435
43	5.395	4.024	3.438	3.101	2.879	2.719	2.599	2.504	2.427
44	5.386	4.016	3.430	3.093	2.871	2.712	2.591	2.496	2.419
45	5.377	4.009	3.422	3.086	2.864	2.705	2.584	2.489	2.412
46	5.369	4.001	3.415	3.079	2.857	2.698	2.577	2.482	2.405
47	5.361	3.994	3.409	3.073	2.851	2.691	2.571	2.476	2.399
48	5.354	3.987	3.402	3.066	2.844	2.685	2.565	2.470	2.393
49	5.347	3.981	3.396	3.060	2.838	2.679	2.559	2.464	2.387
50	5.340	3.975	3.390	3.054	2.833	2.674	2.553	2.458	2.381
60	5.286	3.925	3.343	3.008	2.786	2.627	2.507	2.412	2.334
80	5.218	3.864	3.284	2.950	2.730	2.571	2.450	2.355	2.277
120	5.152	3.805	3.227	2.894	2.674	2.515	2.395	2.299	2.222
240	5.088	3.746	3.171	2.839	2.620	2.461	2.341	2.245	2.167
∞	5.024	3.689	3.116	2.786	2.567	2.408	2.288	2.192	2.114

F 分布の自由度に対応する上側 2.5% 点の値を与える。

付表 5-4　F 分布の自由度と上側確率 2.5% 点 (2)

第2自由度	第1自由度									
	10	12	15	20	24	30	40	60	120	∞
1	968.627	976.708	984.867	993.103	997.249	1001.414	1005.598	1009.800	1014.020	1018.258
2	39.398	39.415	39.431	39.448	39.456	39.465	39.473	39.481	39.490	39.498
3	14.419	14.337	14.253	14.167	14.124	14.081	14.037	13.992	13.947	13.902
4	8.844	8.751	8.657	8.560	8.511	8.461	8.411	8.360	8.309	8.257
5	6.619	6.525	6.428	6.329	6.278	6.227	6.175	6.123	6.069	6.015
6	5.461	5.366	5.269	5.168	5.117	5.065	5.012	4.959	4.904	4.849
7	4.761	4.666	4.568	4.467	4.415	4.362	4.309	4.254	4.199	4.142
8	4.295	4.200	4.101	3.999	3.947	3.894	3.840	3.784	3.728	3.670
9	3.964	3.868	3.769	3.667	3.614	3.560	3.505	3.449	3.392	3.333
10	3.717	3.621	3.522	3.419	3.365	3.311	3.255	3.198	3.140	3.080
11	3.526	3.430	3.330	3.226	3.173	3.118	3.061	3.004	2.944	2.883
12	3.374	3.277	3.177	3.073	3.019	2.963	2.906	2.848	2.787	2.725
13	3.250	3.153	3.053	2.948	2.893	2.837	2.780	2.720	2.659	2.595
14	3.147	3.050	2.949	2.844	2.789	2.732	2.674	2.614	2.552	2.487
15	3.060	2.963	2.862	2.756	2.701	2.644	2.585	2.524	2.461	2.395
16	2.986	2.889	2.788	2.681	2.625	2.568	2.509	2.447	2.383	2.316
17	2.922	2.825	2.723	2.616	2.560	2.502	2.442	2.380	2.315	2.247
18	2.866	2.769	2.667	2.559	2.503	2.445	2.384	2.321	2.256	2.187
19	2.817	2.720	2.617	2.509	2.452	2.394	2.333	2.270	2.203	2.133
20	2.774	2.676	2.573	2.464	1.408	2.349	2.287	2.223	2.156	2.085
21	2.735	2.637	2.534	2.425	2.368	2.308	2.246	2.182	2.114	2.042
22	2.700	2.602	2.498	2.389	2.331	2.272	2.210	2.145	2.076	2.003
23	2.668	2.570	2.466	2.357	2.299	2.239	2.176	2.111	2.041	1.968
24	2.640	2.541	2.437	2.327	2.269	2.209	2.146	2.080	2.010	1.935
25	2.613	2.515	2.411	2.300	2.242	2.182	2.118	2.052	1.981	1.906
26	2.590	2.491	2.387	2.276	2.217	2.157	2.093	2.026	1.954	1.878
27	2.568	2.469	2.364	2.253	2.195	2.133	2.069	2.002	1.930	1.853
28	2.547	2.448	2.344	2.232	2.174	2.112	2.048	1.980	1.907	1.829
29	2.529	2.430	2.325	2.213	2.154	2.092	2.028	1.959	1.886	1.807
30	2.511	2.412	2.307	2.195	2.136	2.074	2.009	1.940	1.866	1.787
31	2.495	2.396	2.291	2.178	2.119	2.057	1.991	1.922	1.848	1.768
32	2.480	2.381	2.275	2.163	2.103	2.041	1.975	1.905	1.831	1.750
33	2.466	2.366	2.261	2.148	2.088	2.026	1.960	1.890	1.815	1.733
34	2.453	2.353	2.248	2.135	2.075	2.012	1.946	1.875	1.799	1.717
35	2.440	2.341	2.235	2.122	2.062	1.999	1.932	1.861	1.785	1.702
36	2.429	2.329	2.223	2.110	2.049	1.986	1.919	1.848	1.772	1.687
37	2.418	2.318	2.212	2.098	2.038	1.974	1.907	1.836	1.759	1.674
38	2.407	2.307	2.201	2.088	2.027	1.963	1.896	1.824	1.747	1.661
39	2.397	2.298	2.191	2.077	2.017	1.953	1.885	1.813	1.735	1.649
40	2.388	2.288	2.182	2.068	2.007	1.943	1.875	1.803	1.724	1.637
41	2.379	2.279	2.173	2.059	1.998	1.933	1.866	1.793	1.714	1.626
42	2.371	2.271	2.164	2.050	1.989	1.924	1.856	1.783	1.704	1.615
43	2.363	2.263	2.156	2.042	1.980	1.916	1.848	1.774	1.694	1.605
44	2.355	2.255	2.149	2.034	1.972	1.908	1.839	1.766	1.685	1.596
45	2.348	2.248	2.141	2.026	1.965	1.900	1.831	1.757	1.677	1.586
46	2.341	2.241	2.134	2.019	1.957	1.893	1.824	1.750	1.668	1.578
47	2.335	2.234	2.127	2.012	1.951	1.885	1.816	1.742	1.661	1.569
48	2.329	2.228	2.121	2.006	1.944	1.879	1.809	1.735	1.653	1.561
49	2.323	2.222	2.115	1.999	1.937	1.872	1.803	1.728	1.646	1.553
50	2.317	2.216	2.109	1.993	1.931	1.866	1.796	1.721	1.639	1.545
60	2.270	2.169	2.061	1.944	1.882	1.815	1.744	1.667	1.581	1.482
80	2.213	2.111	2.003	1.884	1.820	1.752	1.679	1.599	1.508	1.400
120	2.157	2.055	1.945	1.825	1.760	1.690	1.614	1.530	1.433	1.310
240	2.102	1.999	1.888	1.766	1.700	1.628	1.549	1.460	1.354	1.206
∞	2.048	1.945	1.833	1.708	1.640	1.566	1.484	1.388	1.268	1.000

付表 5-5　F 分布の自由度と上側確率 1% 点 (1)

第2自由度	第1自由度								
	1	2	3	4	5	6	7	8	9
1	4052.182	4999.500	5403.352	5624.583	5763.650	5858.986	5928.356	5981.070	6022.473
2	98.503	99.000	99.166	99.249	99.299	99.333	99.356	99.374	99.388
3	34.116	30.817	29.457	28.710	28.237	27.911	27.672	27.489	27.345
4	21.198	18.000	16.694	15.977	15.522	15.207	14.976	14.799	14.659
5	16.258	13.274	12.060	11.392	10.967	10.672	10.456	10.289	10.158
6	13.745	10.925	9.780	9.148	8.746	8.466	8.260	8.102	7.976
7	12.246	9.547	8.451	7.847	7.460	7.191	6.993	6.840	6.719
8	11.259	8.649	7.591	7.006	6.632	6.371	6.178	6.029	5.911
9	10.561	8.022	6.992	6.422	6.057	5.802	5.613	5.467	5.351
10	10.044	7.559	6.552	5.994	5.636	5.386	5.200	5.057	4.942
11	9.646	7.206	6.217	5.668	5.316	5.069	4.886	4.744	4.632
12	9.330	6.927	5.953	5.412	5.064	4.821	4.640	4.499	4.388
13	9.074	6.701	5.739	5.205	4.862	4.620	4.441	4.302	4.191
14	8.862	6.515	5.564	5.035	4.695	4.456	4.278	4.140	4.030
15	8.683	6.359	5.417	4.893	4.556	4.318	4.142	4.004	3.895
16	8.531	6.226	5.292	4.773	4.437	4.202	4.026	3.890	3.780
17	8.400	6.112	5.185	4.669	4.336	4.102	3.927	3.791	3.682
18	8.285	6.013	5.092	4.579	4.248	4.015	3.841	3.705	3.597
19	8.185	5.926	5.010	4.500	4.171	3.939	3.765	3.631	3.523
20	8.096	5.849	4.938	4.431	4.103	3.871	3.699	3.564	3.457
21	8.017	5.780	4.874	4.369	4.042	3.812	3.640	3.506	3.398
22	7.945	5.719	4.817	4.313	3.988	3.758	3.587	3.453	3.346
23	7.881	5.664	4.765	4.264	3.939	3.710	3.539	3.406	3.299
24	7.823	5.614	4.718	4.218	3.895	3.667	3.496	3.363	3.256
25	7.770	5.568	4.675	4.177	3.855	3.627	3.457	3.324	3.217
26	7.721	5.526	4.637	4.140	3.818	3.591	3.421	3.288	3.182
27	7.677	5.488	4.601	4.106	3.785	3.558	3.388	3.256	3.149
28	7.636	5.453	4.568	4.074	3.754	3.528	3.358	3.226	3.120
29	7.598	5.420	4.538	4.045	3.725	3.499	3.330	3.198	3.092
30	7.562	5.390	4.510	4.018	3.699	3.473	3.304	3.173	3.067
31	7.530	5.362	4.484	3.993	3.675	3.449	3.281	3.149	3.043
32	7.499	5.336	4.459	3.969	3.652	3.427	3.258	3.127	3.021
33	7.471	5.312	4.437	3.948	3.630	3.406	3.238	3.106	3.000
34	7.444	5.289	4.416	3.927	3.611	3.386	3.218	3.087	2.981
35	7.419	5.268	4.396	3.908	3.592	3.368	3.200	3.069	2.963
36	7.396	5.248	4.377	3.890	3.574	3.351	3.183	3.052	2.946
37	7.373	5.229	4.360	3.873	3.558	3.334	3.167	3.036	2.930
38	7.353	5.211	4.343	3.858	3.542	3.319	3.152	3.021	2.915
39	7.333	5.194	4.327	3.843	3.528	3.305	3.137	3.006	2.901
40	7.314	5.179	4.313	3.828	3.514	3.291	3.124	2.993	2.888
41	7.296	5.163	4.299	3.815	3.501	3.278	3.111	2.980	2.875
42	7.280	5.149	4.285	3.802	3.488	3.266	3.099	2.968	2.863
43	7.264	5.136	4.273	3.790	3.476	3.254	3.087	2.957	2.851
44	7.248	5.123	4.261	3.778	3.465	3.243	3.076	2.946	2.840
45	7.234	5.110	4.249	3.767	3.454	3.232	3.066	2.935	2.830
46	7.220	5.099	4.238	3.757	3.444	3.222	3.056	2.925	2.820
47	7.207	5.087	4.228	3.747	3.434	3.213	3.046	2.916	2.811
48	7.194	5.077	4.218	3.737	3.425	3.204	3.037	2.907	2.802
49	7.182	5.066	4.208	3.728	3.416	3.195	3.028	2.898	2.793
50	7.171	5.057	4.199	3.720	3.408	3.186	3.020	2.890	2.785
60	7.077	4.977	4.126	3.649	3.339	3.119	2.953	2.823	2.718
80	6.963	4.881	4.036	3.563	3.255	3.036	2.871	2.742	2.637
120	6.851	4.787	3.949	3.480	3.174	2.956	2.792	2.663	2.559
240	6.742	4.695	3.864	3.398	3.094	2.878	2.714	2.586	2.482
∞	6.635	4.605	3.782	3.319	3.017	3.802	2.639	2.511	2.407

F 分布の自由度に対応する上側 1% 点の値を与える。

付表 5-6 F 分布の自由度と上側確率 1% 点(2)

第2自由度	第1自由度									
	10	12	15	20	24	30	40	60	120	∞
1	6055.847	6106.321	6157.285	6208.730	6234.631	6260.649	6286.782	6313.030	6339.391	6365.864
2	99.399	99.416	99.433	99.449	99.458	99.466	99.474	99.482	99.491	99.499
3	27.229	27.052	26.872	26.690	26.598	26.505	26.411	26.316	26.221	26.125
4	14.546	14.374	14.198	14.020	13.929	13.838	13.745	13.652	13.558	13.463
5	10.051	9.888	9.722	9.553	9.466	9.379	9.291	9.202	9.112	9.020
6	7.874	7.718	7.559	7.396	7.313	7.229	7.143	7.057	6.969	6.880
7	6.620	6.469	6.314	6.155	6.074	5.992	5.908	5.824	5.737	5.650
8	5.814	5.667	5.515	5.359	5.279	5.198	5.116	5.032	4.946	4.859
9	5.257	5.111	4.962	4.808	4.729	4.649	4.567	4.483	4.398	4.311
10	4.849	4.706	4.558	4.405	4.327	4.247	4.165	4.082	3.996	3.909
11	4.539	4.397	4.251	4.099	4.021	3.941	3.860	3.776	3.690	3.602
12	4.296	4.155	4.010	3.858	3.780	3.701	3.619	3.535	3.449	3.361
13	4.100	3.960	3.815	3.665	3.587	3.507	3.425	3.341	3.255	3.165
14	3.939	3.800	3.656	3.505	3.427	3.348	3.266	3.181	3.094	3.004
15	3.805	3.666	3.522	3.372	3.294	3.214	3.132	3.047	2.959	2.868
16	3.691	3.553	3.409	3.259	3.181	3.101	3.018	2.933	2.845	2.753
17	3.593	3.455	3.312	3.162	3.084	3.003	2.920	2.835	2.746	2.653
18	3.508	3.371	3.227	3.077	2.999	2.919	2.835	2.749	2.660	2.566
19	3.434	3.297	3.153	3.003	2.925	2.844	2.761	2.674	2.584	2.489
20	3.368	3.231	3.088	2.938	2.859	2.778	2.695	2.608	2.517	4.421
21	3.310	3.173	3.030	2.880	2.801	2.720	2.636	2.548	2.457	2.360
22	3.258	3.121	2.978	2.827	2.749	2.667	2.583	2.495	2.403	2.305
23	3.211	3.074	2.931	2.781	2.702	2.620	2.535	2.447	2.354	2.256
24	3.168	3.032	2.889	2.738	2.659	2.577	2.492	2.403	2.310	2.211
25	3.129	2.993	2.850	2.699	2.620	2.538	2.453	2.364	2.270	2.169
26	3.094	2.958	2.815	2.664	2.585	2.503	2.417	2.327	2.233	2.131
27	3.062	2.926	2.783	2.632	2.552	2.470	2.384	2.294	2.198	2.097
28	3.032	2.896	2.753	2.602	2.522	2.440	2.354	2.263	2.167	2.064
29	3.005	2.868	2.726	2.574	2.495	2.412	2.325	2.234	2.138	2.034
30	2.979	2.843	2.700	2.549	2.469	2.386	2.299	2.208	2.111	2.006
31	2.955	2.820	2.677	2.525	2.445	2.362	2.275	2.183	2.086	1.980
32	2.934	2.798	2.655	2.503	2.423	2.340	2.252	2.160	2.062	1.956
33	2.913	2.777	2.634	2.482	2.402	2.319	2.231	2.139	2.040	1.933
34	2.894	2.758	2.615	2.463	2.383	2.299	2.211	2.118	2.019	1.911
35	2.876	2.740	2.597	2.445	2.364	2.281	2.193	2.099	2.000	1.891
36	2.859	2.723	2.580	2.428	2.347	2.263	2.175	2.082	1.981	1.872
37	2.843	2.707	2.564	2.412	2.331	2.247	2.159	2.065	1.964	1.854
38	2.828	2.692	2.549	2.397	2.316	2.232	2.143	2.049	1.947	1.837
39	2.814	2.678	2.535	2.382	2.302	2.217	2.128	2.034	1.932	1.820
40	2.801	2.665	2.522	2.369	2.288	2.203	2.114	2.019	1.917	1.805
41	2.788	2.652	2.509	2.356	2.275	2.190	2.101	2.006	1.903	1.790
42	2.776	2.640	2.497	2.344	2.263	2.178	2.088	1.993	1.890	1.776
43	2.764	2.629	2.485	2.332	2.251	2.166	2.076	1.981	1.877	1.762
44	2.754	2.618	2.475	2.321	2.240	2.155	2.065	1.969	1.865	1.750
45	2.743	2.608	2.464	2.311	2.230	2.144	2.054	1.958	1.853	1.737
46	2.733	2.598	2.454	2.301	2.220	2.134	2.044	1.947	1.842	1.726
47	2.724	2.588	2.445	2.291	2.210	2.124	2.034	1.937	1.832	1.714
48	2.715	2.579	2.436	2.282	2.201	2.115	2.024	1.927	1.822	1.704
49	2.706	2.571	2.427	2.274	2.192	2.106	2.015	1.918	1.812	1.693
50	2.698	2.562	2.419	2.265	2.183	2.098	2.007	1.909	1.803	1.683
60	2.632	2.496	2.352	2.198	2.115	2.028	1.936	1.836	1.726	1.601
80	2.551	2.415	2.271	2.115	2.032	1.944	1.849	1.746	1.630	1.494
120	2.472	2.336	2.192	2.035	1.950	1.860	1.763	1.656	1.533	1.381
240	2.395	2.260	2.114	1.956	1.870	1.778	1.677	1.565	1.432	1250
∞	2.321	2.185	2.039	1.878	1.791	1.696	1.592	1.473	1.325	1.000

付表 6-1 Mann-Whitney の U 検定（1）（標本数が 8 までの場合）

標本数 A=3

U	標本数 B 1	2	3
0	.250	.100	.050
1	.500	.200	.100
2	.750	.400	.200
3		.600	.350
4			.500
5			.650

標本数 A=4

U	標本数 B 1	2	3	4
0	.200	.067	.028	.014
1	.400	.133	.057	.029
2	.600	.267	.114	.057
3		.400	.200	.100
4		.600	.314	.171
5			.429	.243
6			.571	.343
7				.443
8				.557

標本数 A=5

U	標本数 B 1	2	3	4	5
0	.167	.047	.018	.008	.004
1	.333	.095	.036	.016	.008
2	.500	.190	.071	.032	.016
3	.667	.286	.125	.056	.028
4		.429	.196	.095	.048
5		.571	.286	.143	.075
6			.393	.206	.111
7			.500	.278	.155
8			.607	.365	.210
9				.452	.274
10				.548	.345
11					.421
12					.500
13					.579

標本数 A=6

U	標本数 B 1	2	3	4	5	6
0	.143	.036	.012	.005	.002	.001
1	.286	.071	.024	.010	.004	.002
2	.428	.143	.048	.019	.009	.004
3	.571	.214	.083	.033	.015	.008
4		.321	.131	.057	.026	.013
5		.429	.190	.086	.041	.021
6		.571	.274	.129	.063	.032
7			.357	.176	.089	.047
8			.452	.238	.123	.066
9			.548	.305	.165	.090
10				.381	.214	.120
11				.457	.268	.155
12				.545	.331	.197
13					.396	.242
14					.465	.294
15					.535	.350
16						.409
17						.469
18						.531

（Mann, H.B., Whitney, D.R. 1947：On a test of whether one of two random variables is stochastically larger than the other. *Ann. Math. Statist.*, 18：52-54 より引用）

Mann-Whitney の U 検定での U 統計量に対する片側確率を与える。表は，2 つの標本のうち，標本数の大きなものを標本数 A とし，小さなものを標本数 B として示している。

付表 6-2　Mann-Whitney の U 検定(2)（標本数が 8 までの場合）

標本数 A=7

U	標本数 B						
	1	2	3	4	5	6	7
0	.125	.028	.008	.003	.001	.001	.000
1	.250	.056	.017	.006	.003	.001	.001
2	.375	.111	.033	.012	.005	.002	.001
3	.500	.167	.058	.021	.009	.004	.002
4	.625	.250	.092	.036	.015	.007	.003
5		.333	.133	.055	.024	.011	.006
6		.444	.192	.082	.037	.017	.009
7		.556	.258	.115	.053	.026	.013
8			.333	.158	.074	.037	.019
9			.417	.206	.101	.051	.027
10			.500	.264	.134	.069	.036
11			.583	.324	.172	.090	.049
12				.394	.216	.117	.064
13				.464	.265	.147	.082
14				.538	.319	.183	.104
15					.378	.223	.130
16					.438	.267	.159
17					.500	.314	.191
18					.562	.365	.228
19						.418	.267
20						.473	.310
21						.527	.355
22							.402
23							.451
24							.500
25							.549

標本数 A=8

U	標本数 B							
	1	2	3	4	5	6	7	8
0	.111	.022	.006	.002	.001	.000	.000	.000
1	.222	.044	.012	.004	.002	.001	.000	.000
2	.333	.089	.024	.008	.003	.001	.001	.000
3	.444	.133	.042	.014	.005	.002	.001	.001
4	.556	.200	.067	.024	.009	.004	.002	.001
5		.267	.097	.036	.015	.006	.003	.001
6		.356	.139	.055	.023	.010	.005	.002
7		.444	.188	.077	.033	.015	.007	.003
8		.556	.248	.107	.047	.021	.010	.005
9			.315	.141	.064	.030	.014	.007
10			.387	.184	.085	.041	.020	.010
11			.461	.230	.111	.054	.027	.014
12			.539	.285	.142	.071	.036	.019
13				.341	.177	.091	.047	.025
14				.404	.217	.114	.060	.032
15				.467	.262	.141	.076	.041
16				.533	.311	.172	.095	.052
17					.362	.207	.116	.065
18					.416	.245	.140	.080
19					.472	.286	.168	.097
20					.528	.331	.198	.117
21						.377	.232	.139
22						.426	.268	.164
23						.475	.306	.191
24						.525	.347	.221
25							.389	.253
26							.433	.287
27							.478	.323
28							.522	.360
29								.399
30								.439
31								.480
32								.520

付表 6-3 Mann-Whitney の U 検定(3)(標本数が 9 以上の場合,両側確率 5% 点の U の値)

標本数 A≧9

標本数 B	標本数 A											
	9	10	11	12	13	14	15	16	17	18	19	20
1												
2	0	0	0	1	1	1	1	1	2	2	2	2
3	2	3	3	4	4	5	5	6	6	7	7	8
4	4	5	6	7	8	9	10	11	11	12	13	13
5	7	8	9	11	12	13	14	15	17	18	19	20
6	10	11	13	14	16	17	19	21	22	24	25	27
7	12	14	16	18	20	22	24	26	28	30	32	34
8	15	17	19	22	24	26	29	31	34	36	38	41
9	17	20	23	26	28	31	34	37	39	42	45	48
10	20	23	26	29	33	36	39	42	45	48	52	55
11	23	26	30	33	37	40	44	47	51	55	58	62
12	26	29	33	37	41	45	49	53	57	61	65	69
13	28	33	37	41	45	50	54	59	63	67	72	76
14	31	36	40	45	50	55	59	64	67	74	78	83
15	34	39	44	49	54	59	64	70	75	80	85	90
16	37	42	47	53	59	64	70	75	81	86	92	98
17	39	45	51	57	63	67	75	81	87	93	99	105
18	42	48	55	61	67	74	80	86	93	99	106	112
19	45	52	58	65	72	78	85	92	99	106	113	119
20	48	55	62	69	76	83	90	98	105	112	119	127

(Mann, H.B., Whitney, D.R. 1947: On a test of whether one of two random variables is stochastically larger than the other. *Ann. Math. Statist.*, 18: 52-54 より引用)
Mann-Whitney の U 検定における両側 5% の点 U の値を与える。2 つの標本数の交点の U の値より小さければ,5% 水準で有意差が認められることになる。

付表7　Wilcoxon の符号付順位和検定

n	片側検定		
	.025	.01	.005
	両側検定		
	.05	.02	.01
6	0	—	—
7	2	0	—
8	4	2	0
9	6	3	2
10	8	5	3
11	11	7	5
12	14	10	7
13	17	13	10
14	21	16	13
15	25	20	16
16	30	24	20
17	35	28	23
18	40	33	28
19	46	38	32
20	52	43	38
21	59	49	43
22	66	56	49
23	73	62	55
24	81	69	61
25	89	77	68

(Wilcoxon, F. 1949：Some rapid approximate statistical procedures. New York: American Cyanamid Company, p.13 より引用)

あとがき

　本書の刊行にあたり，国士舘大学大学院救急システム研究科，信州大学医学部附属病院臨床研究支援センター，中部学院大学リハビリテーション学部 OB・OG の皆様，研究のお手伝いをしている病院の看護師の方々，講義を担当した看護大学の学生諸君，愛知医科大学で開催されていた救急看護分野・感染管理分野の認定看護師教育課程の皆様，そのほか多くの皆様からアイデアを頂戴し，それとともに原稿を見ていただきました。本当にありがとうございました。

　今回は，Excel での解析に限定した説明をしましたが，より詳しい解析をしたい場合は，SAS 社の JMP などを検討するとよいでしょう。

　なお，最後になりましたが，初版の執筆で共著者として御一緒しましたが，今回の改訂にあたって「1 人で本を執筆しなさい」と温かく送り出してくださった岩本晋先生に感謝の意を表します。

2018 年 12 月
田久　浩志

索引 INDEX

数字

1 試料 χ^2 検定　107
　──と 2 試料 χ^2 検定の違い　110
　──と対応のある t 検定の違い　111
2 試料 χ^2 検定　91
4 分表　93
　──の一般形　93
100% 積み上げ縦棒グラフ　41, 183

欧文・ギリシャ文字

Bonferroni 法　146
C・CE（電卓のキー）　55
CHISQ.DIST.RT 関数　95
CHISQ.TEST 関数　97
Excel
　──に値を入力してグラフを作る　40
　──にデータを入力する　19
　──のデータから標準偏差を求める　53
　──のデータから平均を求める　53
F 分布　128
　──，数値表，上側確率 1% 点　199
　──，数値表，上側確率 2.5% 点　197
　──，数値表，上側確率 5% 点　195
F.DIST.RT 関数　129, 130
H_0（帰無仮説）　78
H_1（対立仮説）　78
INT 関数　45
M －（電卓のキー）　55
M ＋（電卓のキー）　55
Mann-Whitney の U 検定　152
　──，数値表　201
McNemar 検定　115
NORM.DIST 関数　64
NORM.S.DIST 関数　76
POMS（気分プロフィール検査）　155
p 値
　──，1 試料 χ^2 検定　108
　──，2 試料 χ^2 検定　95, 96
　──，F 検定　128

　──，McNemar 検定　120
　──，Welch の検定　136
　──，対応のある t 検定　144
　──，対応のない t 検定　133
R・CM（電卓のキー）　55
Student の t 検定　125
　──を T.TEST 関数で行う方法　134
　──をオーソドックスに行う方法　131
t 検定
　──，対応のある　141
　──，対応のない　124
　──を T.TEST 関数で行う方法　134
　──をオーソドックスに行う方法　131
t 分布　132
　──，数値表　193
　──，数値表，Welch の検定　194
T.DIST 関数　133
T.TEST 関数　134, 142
T_{cal}　170
U_{cal}　154
U 検定
　──，多くのデータでの解析　158
　──，少ないデータでの解析　155
Welch の検定　125, **131**
　──を T.TEST 関数で行う方法　136
　──をオーソドックスに行う方法　135
Wilcoxon の符号付順位和検定　168
　──，多くのデータでの解析　172
　──，数値表　204
　──，少ないデータでの解析　168
Yates の補正　99
α エラー　80
β エラー　80
χ^2 値　91, **94**
χ^2 分布　92
　──，数値表　192

　──の自由度　97
　──の右側確率　96
χ^2 検定　91

あ

アクティブセル　20
値の貼り付け　47
アンケートサイト　12
アンケート調査　11

い

イエーツの補正　99

う

ウィンドウ枠の固定　21
ウェルチの検定　125

え

円グラフ　183

お

オートフィル　58
折れ線グラフ　183

か

回答者の手間　12
確率質量関数　64, 76
確率密度　65
片側検定　81
間隔尺度　86, **87**
間隔・比例尺度　88
漢字コード　23
患者の満足度調査　158

き

棄却域　81
期待度数　91, 93
気分プロフィール検査　155
帰無仮説　78

く

グラフ
　──のイメージ　16
　──の観察　50
　──の作成　36
　──の作成，Excel に値を直接入力　40
　──の作成，ピボットテーブル

から 36
―― の修正 40
――，わかりやすい 45
―― を選ぶ基準 182

け
欠損値 25
研究活動
―― の流れ 10
―― を始める前の注意点 11
検出力 80
検定手法の選び方 86, 89
検定の手順 82

こ
降順 25
コード 22
―― の置換 22

さ
最小順位 159
最小値 58
最大順位 159
最大値 58
遡り調査 15
散布図 144

し
時間の余裕 12
事前テスト 15
質的データ 86
質問票 13
自由回答 14
集計表
―― からExcelで標準偏差を求める 57
―― からExcelで平均を求める 57
―― から電卓で標準偏差を求める 56
―― から電卓で平均を求める 56
集合縦棒グラフ 37
自由度 95, 97
順位 59, 152
―― の性質 152
順位和 153
順序尺度 86, **87**

昇順 25
処理能力 12

す
スチューデントの t 検定 125

せ
正規性 178
正規分布 63, 74, **178**
―― とみなせないデータの解析 164

そ
存在しない階級値の追加 47

た
第1自由度 127
第1種の過誤 80
第2自由度 127
第2種の過誤 80
対応 88
対応のある t 検定 141
対応のない t 検定 124
タイプ1の誤り 80
タイプ2の誤り 80
対立仮説 78
多重比較 146
多試料 χ^2 検定法 100

ち
違い 70
中央値 58
―― の検定 152
中心極限定理 178
調査対象に関する注意点 11
調査票 19
―― の作成 11
調査方法の注意点 11

つ
積み上げ縦棒グラフ 37

て
データ
―― 数の目安 183
―― 整理時の注意点 16
―― の加工 43
―― の検証 17, 25

―― の再分類 18
―― の集計 30
―― の入力 19
―― の分析 18
―― を正しく入力する 16
データクリーニング 17
電卓
―― で標準偏差を求める 54
―― で平均を求める 54

と
統計学的仮説検定 75, **78**
等分散 128

な
並べ替え 25

ぬ
塗りつぶし 40

の
ノンパラメトリック検定 178, 183

は
パーセンタイル値 58
バイアス 11
背理法 78
パラメトリック検定 183

ひ
否定疑問 14
ピボットグラフ 37
ピボットテーブル 30
―― からグラフを作る 36
百分位数 58
標準化 69
標準正規分布 68
標準正規分布表 191
標準得点 69
標準偏差 50, **52**
――，Excelのデータから求める 53
――，電卓で求める 54
――，棒グラフで示す 80
比例尺度 86, **87**

ふ
フィールド 31

フィールドボタン　39
フィールドリスト　39
フィルター　27
複数回答　14
不偏分散　50
不偏分散　52
分散　125
　──が等しいかの検討　127

へ
平均　50, **52**
　──，Excelのデータから求める　53
　──，電卓で求める　54
　──，棒グラフで示す　80
平均順位　**59**, 152, **159**, 170
平均値の検定の概念　124
偏差値　52
偏差の2乗和　52
偏差平方和　52

変数
　──に対応をつける方法　116
　──の対応　88
　──の分布　43, 73
　──の割合の比較　41

ほ
棒グラフ　183
　──で2群の比較を示す　80
母集団　124
母分散　124
母平均　124
ボンフェロニ法　146

ま
マクネマー検定　115

め
名義尺度　86

ゆ
有意差　80
有意水準　80

り
リスト　20, 25
両側検定　81
量的データ　86

る
累積相対度数　58
累積度数　58
累積分布関数　64
類別尺度　86

れ
レーダーチャート　183